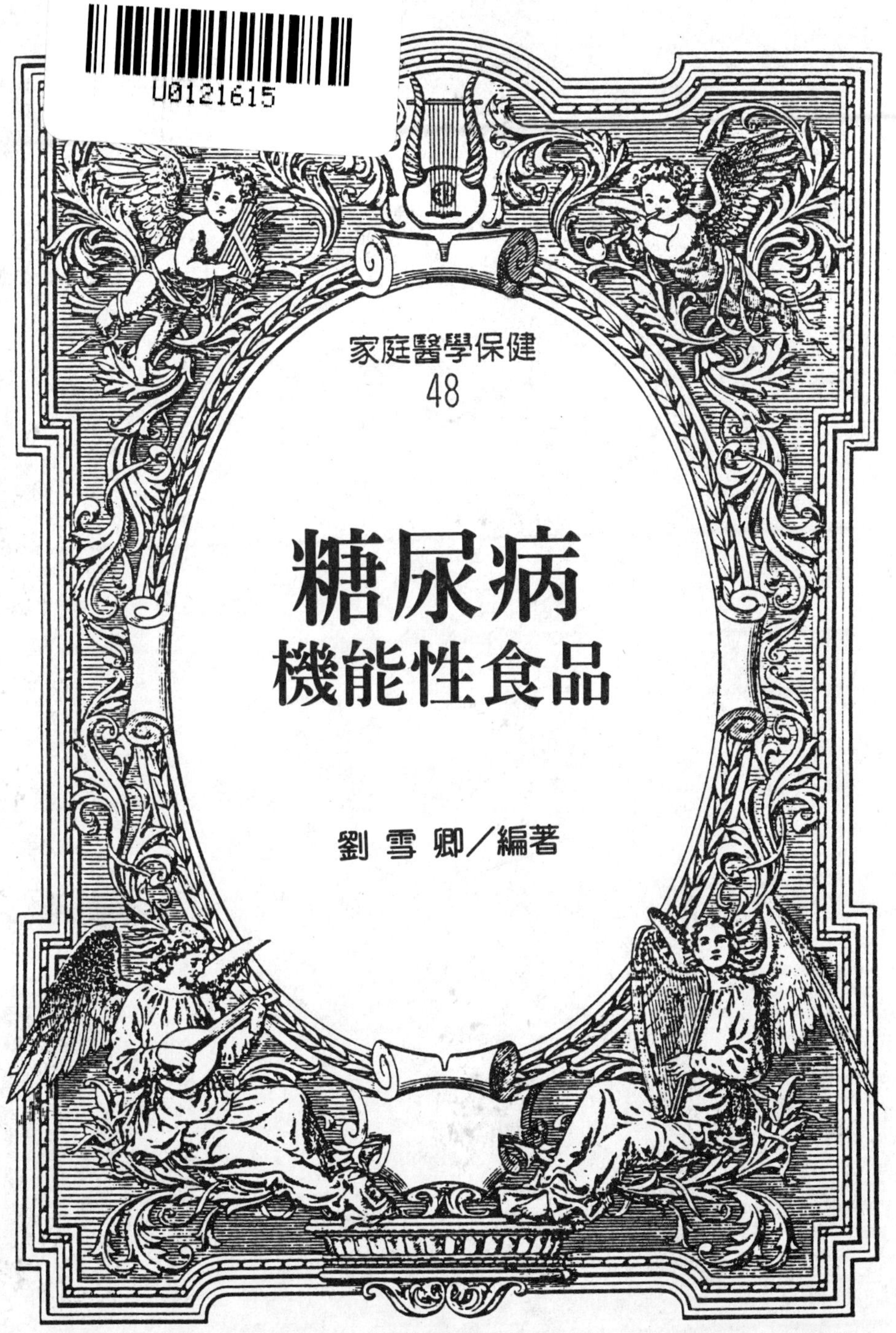

家庭醫學保健

48

糖尿病
機能性食品

劉雪卿／編著

前言——糖尿病患者現在立刻可以治療——

醫師宣告你罹患「糖尿病」，或是空腹時血糖值為一一〇～一三〇mg／dℓ之間，屬於可能會轉移為真正糖尿病的「境界域」糖尿病。再繼續進行就會真正成為糖尿病患者，該怎麼辦才好呢？如果感到擔心，趕緊閱讀本書吧！

本書教導你現在該做些什麼，不能做些什麼——具體為各位介紹立刻可以實行的方法。

糖尿病不可怕。不需要害怕糖尿病而人生倒著走——首先要告訴各位這句話。當然，我還是要告訴各位「發現自己罹患的糖尿病的性質，找出配合糖尿病的生活及控制的方法，並付諸實行」——。

糖尿者（最近下意識地避免用「病」這個字，採用這種說法的醫師增加了），事實上可採用很多方法，有效地控制自己的疾病。

糖尿病的治療法，一般而言基本上是以「食物控制、適度運動、藥物」為三大支柱，這是大原則。但希望在社會上比他人更有元氣地努力工作，或是女性想要生兒育女、過著充滿魅力的生活。這些基本事項也許你不願意進行。這時，本書第二、三章所介紹的嚴格挑選的「治療糖尿病的機能性食品」就能成為有力的選擇。

糖尿病因人而異，各有不同。就如同每個家庭的生活習慣和飲食習慣不同、工作種類也不同一樣。有些工作屬於勞力工作、需消耗熱量的工作，則消耗掉的熱量非常多。相反地，有些工作不必使用大量熱量，但是卻屬於必須承受壓力的工作。

本書中登場的機能性食品，各有不同的特色，可以配合糖尿者的情況和目的而使用。有些對於I型糖尿病有效，有些則主要對於II型糖尿病能夠發揮效果；有些治療併發症，有些能夠將你由境界域拉回正常範圍；有些具有預防效果。事實上，有各種出乎意料之外的效果。

對於糖尿病的新看法，可稱為新的糖尿病哲學，這種哲學現在已經從社會運動的觀點中產生了。終章中為各位介紹能夠給予現代糖尿者勇氣的動向。

我必須再次強調，糖尿病並不可怕。

目錄

第二章　機能性食品克服糖尿病

第三章　連胰島素依賴型都能治好的機能性食品

第四章　不要再進入糖尿病的魔掌中

與糖尿病好好相處

序章

「糖尿病無法完全治癒」的常識瓦解了！

據說沒有完全治好糖尿病的藥物，但是——

「完全治好」的說法似乎無法運用於糖尿病上。更清楚的說法是，糖尿病一旦發病後，最後原則上認為根本沒有辦法「完全治好」。這是許多糖尿病及成人病專門醫師們異口同聲的說法。認為目前並沒有完全治好糖尿病的藥物。

現在因糖尿病而痛苦的人，最初聽到這種說法時也許會覺得非常憂鬱。但是，這是醫學的事實。

可是，不要失望。

糖尿病並不像癌症、愛滋病或某種難病會立刻造成死亡。即使無法完全治好，卻可以靠個人意志充分控制的疾病。如果能順利控制、沒有任何痛苦，則能過著與健康人同樣的生活，走完人生之路。

甚至有資料顯示，妥善控制糖尿病的患者，死亡率比一般人低百分之三十三。

糖尿病的治療，改善維持的基本，是食物療法和運動、消除壓力等生活習慣的適當控制。配合必要時，也可以加入降血糖劑和胰島素。

這些不僅能控制血糖值，改善糖尿病，同時也保持膽固醇和中性脂肪維持正常。所以，比起不自覺地過著不規律生活的人而言，能夠防止成人病的發症及動脈硬化。因此，死亡率較低。

但是，這是指能夠完善控制包括飲食生活在內的生活的情形，在不久前醫學常識認為糖尿病患者比一般人的壽命縮短十年。

如果不能適當控制糖尿病，即使在醫學發達的現代，糖尿病很難治療，尤其是對中高年齡層的人而言，是非常可怕的疾病，這是不容忽略的事實。

糖尿病是現代文明社會狀況的表現

糖尿病分為幾種型態。

詳情本文中將加以介紹，代表型為I型與II型。

I型稱為「胰島素依賴型糖尿病」。幾乎都在十歲以前的孩提時代到青春期發病，是因為胰臟分泌胰島素的胰島因為感染症等而引起自體免疫，因而無法發揮機能。

這個I型是因為自己的胰臟無法分泌胰島素，因此患者必須每天利用胰島素注射將胰島素注入體內才行。國內的糖尿病患者中百分之五屬於I型。

Ⅱ型則是「胰島素非依賴型糖尿病」，別名「成人型」。進入中年期之後較常發病，因此稱為成人型。不過，最近在兒童中也發現這種Ⅱ型，因此備受矚目。

國人五人中有一人具有糖尿病的基因。Ⅱ型糖尿病就是在糖尿病的基因覺醒時發病的。

雖然具有基因，但是如果沒有使其覺醒的關鍵，就不會發病，到了中年之後很容易引起關鍵。例如吃得過多、喝得過多、肥胖、壓力——這些都是糖尿病發病的關鍵。

Ⅱ型糖尿病基本上是與基因有關的疾病，由關鍵面而言，確實有不適當的生活習慣而引起的疾病。

更具體地說，就是飲食生活紊亂和運動不足、不斷形成壓力的社會環境引發糖尿病。亦即，勒緊我們的脖子的現代生活會誘發糖尿病。

中年以後，社會責任和家庭責任加重，使得糖尿病顯在化，其誘因，現在也侵襲十歲到十五歲之兒童的世界。兒童的Ⅱ型糖尿病，表示我們的生活環境和社會呈現不自然的狀態。拼命追求方便和快樂的生活方式，必須重新加以探討了。如果不仔細考慮，恐怕對人類會造成嚴重的後果，這就是兒童Ⅱ型糖尿病所提出的警告。

不只是兒童。成人的Ⅱ型糖尿病近十幾年來也以驚人的速度持續增加。根據最新的調查，日本的糖尿病患者包括潛在患者在內，有六百萬人。這是一九九四年由昭和藥科大學教授田代真一在日本疫學會總會所發表的數字，調查全國各地八千人血液樣本的結果。計算出來的推測數字。

相當於全日本人口的百分之五，可說是國民病，而且進一步觀察時，三十歲以上的人占百分之八，超過四十歲占百分之十，也就是每十人中有一人是糖尿病患者。

這個現象是先進國家的共通現象，在美國據說四十歲以上的人口中有百分之十三的糖尿病患者。

即使是第三世界的國家，糖尿病的增加也與經濟發展成正比。

我認為：「如果從以往對於疾病的概念範圍內探討糖尿病，是錯誤的想法。因為糖尿病反映一個生活的品質及時代的變化。因為處於現代文明社會中，所以糖尿病無法完全治好。所以，糖尿病是隨社會品質的變化而產生了變化」。

現代文明本身就是一種糖尿病，由這個觀點而呼籲全國的糖尿病患者進行意識改革。這是「全國糖尿者聯盟」的藤本敏夫的發言，現在已引起許多糖尿病患者的共鳴。

機能性食品改善糖尿病

糖尿病並非能利用藥物治好的疾病。必須重新評估生活、加以改變才能控制的疾病。這時並非藥物，而是生活中的食品，能使整個身體的生物體機能平衡，這種強力的「機能性食品」能夠發揮力量。

糖尿病以外許多的成人病和慢性病、過敏等，現在也被認為應該要重新探討，在這些範圍內，機能性食品在新的醫療哲學的觀念下，已被許多醫師採用了。

並非藥物的機能性食品出乎意料之外，具有極佳的改善、治癒效果。

到底是何種構造使機能性食品發揮治療效果呢？關於這一點，由大學的研究者和臨床醫師對於各種機能性食品進行研究而得到了許多解答。

具體內容於各機能性食品中為各位詳細介紹，一言以蔽之，就是在必要時能使身體原本所擁有的「自然治癒力」確實發揮作用，就能夠改善疾病而恢復健康。

能改善糖尿病、改善血糖值的機能性食品非常多，而醫療現場中也加以活用了。

先前已說過，一般人認為糖尿病是無法「完全治癒」的疾病，但是卻比較容易改善為非疾病狀態。

糖尿病是「血液中葡萄糖太多」的疾病。而狀態方面不見得造成患者難以忍受的痛苦。

糖尿病最可怕之處是不斷有各種併發症出現，最後會導致悲慘的狀態，全身都化為病巢。

當血中的血糖值持續較高的狀態時，會引起血管毛病而使得血管脆弱，同時也會引起許多併發症。

動脈硬化、心肌梗塞、神經障礙（手腳發麻、知覺麻痺）血液循環障礙所引起的壞疽、腦血栓、腦梗塞、網膜症、白內障、齒槽膿漏、蛀牙、口內炎、支氣管炎、皮膚病、肺炎、肺結核、生產異常、流產、腎不全、尿毒症、陽痿、外陰炎、膀胱炎、尿路感染症、運動麻痺、腳的病變、肝硬化、自律神經失調症（超過四十歲後的症狀）、憂鬱病等，在全身都會造成影響。

機能性食品能夠調節生物體機能、恢復平衡，藉此使得血糖值穩定下降，就能夠阻止併發症的進行或是治療併發症。

當然，機能性食品各自具有不同的特性，所以必須配合所產生的狀症和狀態，適當地搭配組合而使用。總之，它不像降血糖劑一樣只會使血糖下降，同時還能治療併發症，所以它不是藥物。

機能性食品適合用來治療糖尿病這種「會產生併發症的疾病」。

無法完全治好的糖尿病，必須一生控制血糖值。若是一生持續服用藥物，會造成副作用的危險。機能性食品基本上是食品，不必擔心副作用的問題，如果能發現適合自己體質的食品，則能夠持續服用一生。

機能性食品的好處不只如此而已。

雖是據說無法完全治好的糖尿病，但是如果是血糖值稍微超過糖尿病界限的糖尿病，藉機能性食品就能完全治好。

仙台市的新田紀夫醫師就發現了很多這種治癒例。

血糖值一三〇，在界限上的糖尿病利用機能性食品完全治好

宮城縣仙台市的南仙台醫院是擁有八十個床位、負責地區醫療的中型醫院，這個醫院中到處可見新田紀夫院長的醫療哲學，且將機能性食品納入治療體系中。

將近十種機能性食品與藥物搭配組合而使用，比起光用藥物治療而言，展現非常好的治療效果。

因患者狀態不同，有時只利用機能性食品進行治療。

「健康者空腹時的血糖值一般為七〇～一一〇mg／dℓ，超過一二〇以上時則疑似糖尿病。但是如果在一一〇～一二〇之間時，則情況非常微妙，處於正常與糖尿病之間的境界域糖尿病。這種血糖值當然有發病的可能性。不過，人體並非單純的只因數值就加以評估是否罹患疾病。即使血糖值已超過一二〇，認為是糖尿病的情形時，以相反的意義而言也有這種可能性。空腹時的血糖值為一二〇～一三〇，雖是糖尿病，但是屬於輕症階段。有時只要巧妙地使用機能性食品，就能夠將其拉回到正常的範圍，即完全治好。」

A先生（五十六歲）罹患了活動性慢性肝炎，是一位接受新田紀夫醫師治療的患者。A先生併發了糖尿病。

嚴重口渴、大量飲水、因為頻尿而半夜起來上廁所好幾次。而且視力逐漸減退，空腹時血糖值為一三〇mg／dℓ，超出界限值十mg／dℓ，不知是否為真正的糖尿病，屬於比較微妙的狀況。

在這種情況下，投與葡萄糖，經時調查血中濃度的變動情形，同時調查早、中、晚飯後的血糖值而加以判斷。

「任何人的血糖值在飯後都會上升，如果能下降至一六〇mg／dℓ以下，通常在醫院不需要利用藥物治療。A先生就在這個範圍內，空腹時血糖值為一三〇，所以應該算是糖尿病的初期或是界限上糖尿病，像A這種例子，一般都是指導患者進行食物療法。如果患者能夠主動協助食物療法的進行，就能夠控制血糖值了。

但是，還是失敗了。大部分患者因為食療法，使得血糖值下降後便感到安心了，又恢復原先的生活。因為糖尿病即使發病也不使身體產生強烈疼痛、或是出現嚴重的發燒現象，因此容易被忽略——通常在一年內就逐漸轉移為中等度以下的糖尿病。這是大致的型態。」

在糖尿病的界限上，或是初期的糖尿病時的治療法，除了食物療法之外，並沒有其他的確立療法，而新田醫師認為：

「機能性食品在這個階段能夠有效地使用。根據以往的經驗，A每天服用六顆機能性食品『甲殼質殼聚糖』，當然也指導他注意飲食和運動——。

三個月內A的血糖值從一〇〇降低為九八mg／dℓ，下降為正常值、恢復穩定。後來過了很久，A過著普通的生活，血糖值並未上升。我認為已經完全阻止A的疾病轉移為真正的糖尿病，認為疾病已經根治了。不過，成人型胰島素非依賴型糖尿病的情形，是基因本身有發病的可能性，因此，仍需持續注意。

可是，像這種治癒例我見過很多，接近界限階段而適當使用機能性食品，即使是糖尿病也可以『完全治好』。如果併用食物療法，再加上能夠積極幫助疾病治療的機能性食品就更好了。如果經濟許可，為了預防，平時多服用一些則更好。」

將標的集中於界限上與初期的糖尿病上，能使糖尿病完全治好，這種說法展現糖尿病治療的新方向，值得注意。至少以往認為糖尿病無法完全治好的常識已經瓦解了。

醫療現場重新評估機能性食品的偉大力量

新田醫師建議A服用的是甲殼質殼聚糖，不過還有其他能夠改善及預防糖尿病的有效機能性食品。新田醫師因患者的不同而加以搭配組合，更能提高治療效果。

此外，全國目前有將近二萬名醫師使用機能性食品。有不少醫師將機能性食品視為治療糖尿病的主力武器。

事實上，詢問醫師時，發現改善糖尿病的機能性食品的偉大力量非常強大，而且不只是暫時改善而已。

原本必須每天注射胰島素的患者，服用機能性食品後不需要再注射的例子也很多。長年來維持二三一mg／dℓ血糖值的患者，偶爾服用二包（一包一公克）的西洋參茶，第二天血糖值成為九〇的正常值，像這位七十歲婦女的例子，這種令人難以置信的事實經常發生。

新田醫師說：

「三十多年來我一直相信現代醫學絕對沒錯，以這樣的信念從事醫療工作，但是這十幾年來，連現代醫學也很難治好的疾病增加了，令我感到煩惱。仔細考慮，人類的生命系統深不可測、非常複雜，人類所知道的只不過是其中的一部分而已。現代醫學雖然有長足的進步，但是在治療上只能對已知範圍內的疾病加以治療而已。事實上，日常的食物在生病或身體失調時可以服用的機能性食品，在體內的生物體維持活動的深層部分能發揮作用。地球上存在的所有生物會互補、保持平衡、互相影響而生存。所以，當生病時，相信在地球上已經準備了能夠治療疾病的物質或食品，只是也許我們還沒有發現它的作用而已。或是以往已經知道這些食品的治癒力量，卻被視為是老舊的觀念或不科學的作法，被這些偏見捨棄的機能性食品並不少。」

認為應該重新評估隱藏在自然物中治癒力的醫療關係者陸續出現，給予真正重要的東西綻放光芒的空間，而且活用於治療現場上。

「機能性食品實際上的確能夠治療疾病。而且由於現代醫學和生命科學的進步，已經可以確認食品對於身體的治療、改善、平衡的作用。也就是說，已經明白食品為什麼能夠『治癒』。醫師有了這些理論做為支持，也可以安心地讓重要的患者使用機能性食品了。」

這正是現在重新評估機能性食品的背景。新田紀夫醫師敢斷言今後在現代醫療中，機能性食品的地位將是非常重要。

愛媛大學醫學部的奧田拓道教授，很早就已開始研究食品與機能性食品所隱藏的治療構造，在一九九四年春天於國立大學開設最初的「機能營養學」這一門新學問的講座。

「機能性食品隱藏著改變今後醫療品質的力量。現代醫學太過於銳利，使得對於疾病感覺不安的人疏離了現代醫學。醫療有時缺乏治療人的溫柔，反而是非常危險可怕的武器。而將溫柔安全的醫療送到我們的內側，使我們能夠安心使用的，就是機能性食品。所以，我想不論在醫療品質方面或醫療制度方面，機能性食品比起現代醫療而言，應該是更能夠改善人類的引爆劑。」

奧田教授充滿自信地訴說這番探討整體醫療的話。

在時代的大波濤中，機能性食品經常使用於慢性病、成人病和難病中。而且，對於沒有決定性治療藥的糖尿病而言，更是王牌。

當然，一定要好好地進行現代醫學的治療和檢查，且基本項目的食物療法和運動療法也必須要實行。如果能發現一、二種適合自己的機能性食品，在日常生活中加以活用，就很容易控制糖尿病了。

如此一來，就能夠逃離糖尿病最可怕之併發症的魔掌了。一定要活用機能性食品，成為「因為罹患糖尿病而比一般人更長壽」的人！

本書所介紹的機能性食品，是真正在醫師的治療、改善的實績中脫穎而出的推薦食品，當然，除此之外還有很多能夠治療糖尿病的機能性食品。但礙於篇幅所限。無法一一介紹。

第一章

從細胞開始治療糖尿病的機能性食品

使人產生許多疾病的糖尿病——

尿中出現糖不能斷定就是糖尿病

糖尿病是血液中的糖過剩的疾病。

通常健康人血液中的糖（主要是葡萄糖）的濃度是由血糖值來表示，飯後的血糖值急速上升時也不會超過一六○mg／dℓ（空腹時血糖值為七○～一一○mg／dℓ）。

血糖值超過一八○mg／dℓ時，尿中就會出現糖。因此，尿聞起來有甜味，螞蟻會靠近尿。

糖尿病是隨著人類歷史而存在的疾病，以前沒有直接測量血液中血糖的方法，因此看到尿中出現糖的現象時，才知道這個疾病的發生，所以將其命名為奇妙的病名「糖尿病」。而尿中的糖則稱為「尿糖」。

但是，以醫學的觀點而言，尿中出現糖不見得就是糖尿病。天生「尿糖排泄界限值」較低的人，血糖值即使在一八○mg／dℓ以下時，尿中也會出現糖。

將人體比喻為帶有水龍頭的酒桶，各位就容易瞭解了。

普通人水龍頭在一八〇mg／dℓ相當高的位置，但是有的人天生在一六〇mg／dℓ以下較低的位置。如果是一八〇mg／dℓ水龍頭的人，酒桶中的血糖值即使到了一六〇mg／dℓ時，糖也不會從水龍頭流出；但是如果水龍頭在一六〇mg／dℓ以下較低位置的人，當然糖就會流出了。

這個水龍頭的高度，就稱為尿糖排泄界限值。因為界限值較低，所以尿中出現糖，卻不見得是糖尿病。

此外，罹患突眼性甲狀腺腫或是進行胃切除手術後、處於強力壓力狀態時血糖值急速上升，尿中充滿糖，這是暫時的現象，與糖尿病無關。

有時也有相反的情形，就是高齡者血糖值超過一八〇mg／dℓ，甚至高達二〇〇～二五〇mg／dℓ，但是尿中完全沒有糖的例子也不少。這時，雖然尿糖為陰性，可是也是糖尿病。

也就是說，尿中出現糖只不過是糖尿病的現象之一而已。

從這一點而言，「糖尿病」這個病名容易遭致誤解，稍後將詳細介紹。最近有人認為這個疾病應該更名為「高血糖症」。的確，這是血糖中葡萄糖過多的疾病，所以也許「高血糖症」較能表現疾病的本質。而尿中出現糖本身的確是一種身體異常的訊息，尤其罹患糖尿病的可能性很高。

利用試紙就能進行簡單的尿糖檢查

健康診斷或團體檢診一定會驗尿。因為尿中聚集了通知身體發生異常的情報。尿中如果出現葡萄糖，只要用試紙（在藥局可以買到）沾上尿液，觀察顏色的變化，任何人都能簡單地檢查。

一般而言，在飯後一、二個小時後檢查尿液。如果是糖尿病患者，在每餐飯前和睡前必須檢查，所以一天要檢查四次。藉此就可以觀察疾病進行的情形，如果正在進行時，則在飯前的尿中也會出現糖。

將加入自己的尿液的試紙顏色與正常的試紙顏色相對照，調查尿糖出現的程度。如果發現尿糖時，必須立刻前往醫院接受血糖值檢查。

空腹時血糖值超過一二〇mg／dℓ的話就是糖尿病

糖尿病是血液中的葡萄糖過剩的疾病，但是血液中的糖不見得經常都是同樣的。用餐後三十分鐘到一、二個小時內，血糖值會上升。健康人甚至會上升為一四〇mg／dℓ，如果攝取較多甜食或澱粉類食品時，就不會上升到一六〇mg／dℓ。飯後三小時會恢復為飯前的血糖值。

血糖值會因用餐及稍後所敘述的壓力等生活狀態而產生變化，所以通常早餐前要檢查空腹時的血糖值，才是測量是否為糖尿的標準。

正常空腹時的血糖值為「七〇～一一〇mg／dℓ」。

如果超過「一二〇mg／dℓ」，則罹患糖尿病的機率非常高。

此外，在一〇〇mg／dℓ或一一〇～一二〇mg／dℓ（因醫師的想法不同而有不同的界限標準）的血糖值，則是正常與糖尿病的境界域。也就是說，隨時都可能轉移為糖尿病，是「危險域」。以往的醫療對於這個境界域大都掉以輕心，可以說根本就不加以治療。但是，在境界域時是否進行適當的處理，對於是否會真正變成糖尿病患者，或是成為健康的人而言，是決定性關鍵。

近年來，使用機能性食品的醫師，當然是由這個境界域開始治療，使得在這個階段獲救的人急增。首先，必須盡早發現境界域階段。這也是醫師們強調檢查之重要性的理由。

糖尿病發病是在血糖值超過一二〇mg／dℓ時，有可能會發生，而糖尿病的飯後血糖值容易出現一八〇、二〇〇mg／dℓ的數值，如果是重症糖尿病，甚至一下子就到達八〇〇mg／dℓ，一旦上升的血糖值，長時間也無法恢復飯前的血糖值。而且，空腹時血糖也不會降到一二〇mg／dℓ以下。

這種糖尿病患者獨特的血糖值的變動，經時測量以判斷是否為糖尿病的方法，就是「經口耐糖試驗」。空腹時服用葡萄糖，每隔一小時、二小時觀察血糖中的糖數值的變化。此外，還有「糖血紅蛋白檢查」。

這個方法不僅能調查檢查當時的血糖值，連一、二個目前的血糖值都能夠檢查。還有其他的檢查法，但是由於非常繁瑣，所以在此省略不提。

醫師綜合各檢查的結果，進行最後的確認是否為糖尿病。

一般是以空腹時血糖值為一二〇mg／dℓ做為是否罹患糖尿病的判斷基準。

注意糖尿病的自覺症狀

糖尿病是不會出現劇烈疼痛或發燒等令人明顯認為「生病了」之症狀的疾病。所以，可能在病情相當嚴重後才被發現。但是，仔細注意時，會發現糖尿病特有的症狀非常多，應該很容易察覺。概言之，糖尿病特有的症狀是「多尿」、「多飲」、「多食」、「體重減少」。以下稍微具體介紹：

・口渴。
・大量飲水。
・尿量增多。
・尿有甜味。
・螞蟻或蟲會接近尿。
・食慾異常亢進，但再怎麼吃也覺得吃不飽。
・體重減輕（有一陣子會暫時增加，但後來再怎麼吃也非常瘦）。
・身體各處發癢。
・全身倦怠。
・視力減退，眼睛模糊。
・手腳末端發麻。
・深色鞋子上的白色斑點很明顯（小便濺到鞋子上，糖附著於鞋子上）。
・小腿肚經常抽筋。

・容易感冒（因為免疫力減退）。

這只是一部分的自覺症狀。如果先有多尿、多飲、多食，而後有其他幾項症狀出現時，則糖尿病可能已經進行到相當嚴重的地步了。一定要立刻接受檢查。

併發症會縮短十年的壽命嗎？

糖尿病並不是使患者立刻死亡的疾病。當然，也可能因為糖尿病性昏睡而死亡，但由於胰島素和經口劑的登場，這種情形已經非常少了。

但是，據說長期罹患糖尿病時，壽命會縮短十年，這是非常可怕的事實。血液中的血糖值經常維持在高狀態下，糖附著於血管內壁，使細胞蛋白質糖化、血管不斷變質。全身重要血管都出現動脈硬化。而由於血管障礙而引起的併發症會偏及全身。

可稱為「疾病的百貨公司」，不斷腐蝕身體的併發症群會縮短壽命。目前由於對各併發症的治療法發達，所以不像以前一樣容易失去生命，但是糖尿病患者最後還是會被併發症侵襲，而狀況悲慘。

糖尿病的三大併發症分別為「糖尿性網膜症」、「糖尿性腎症」、「神經障礙」，都是由細小血管（末梢血管）的病變所引起的。

最可怕的是「**糖尿性網膜症**」。

相當於眼睛屏障的網膜遍布網狀的毛細血管，這個部分是使我們看清物品之處，如果這個部分出現血管瘤，就會出血。而後就會產生很多容易破裂、脆弱的新生血管。最後引起大出血，而導致失明。

在血管瘤階段還不會引起視力障礙，只要妥善控制血糖，就能夠復原，不過再進一步時，視力減退的情形嚴重，引起大出血後，即使現代醫學也沒有有效的治療法。也就是會出現失明現象。

罹患糖尿病十年的患者，有半數都會罹患糖尿性網膜症，但是，在發現血管瘤的階段（網膜症的初期）適當進行血糖的控制，就能防止四分之一的糖尿病真正進行為網膜症。一旦出現大出血後沒有治療方法，因此，在初期階段就必須控制血糖，這是解救患者免於失明的唯一手段。眼睛的範圍內，也可能因糖尿病而造成白內障，但藉著手術就能復原。

糖尿病引起眼睛之毛病的機率非常高，因此盡可能半年進行一次眼底檢查，以便早期發現、早期治療。成人後失明的原因，首推糖尿性網膜症。

三大併發症的第二項是「**糖尿性腎症**」。

「腎症」是糖尿病發病後二十年內，百分之七十五的患者都會出現的疾病。尿中出現蛋白。發病五年開始腎臟受損，蛋白容易出現在尿中。腎臟是血液的過濾裝置。過濾血液中的老廢物和有害物質，成為尿排泄到體外。

腎臟是腎小球細小血管的集合體，腎小球進行過濾，由尿細管進行蛋白質和葡萄糖的再吸收，罹患糖尿病時，過濾裝置產生毛病，這就是糖尿性腎症。

先前的網膜和腎臟的腎小球都是由「細小血管」所構成的，細小血管與動脈血管等粗大血管組織不同，具有即使沒有胰島素，葡萄糖也能吸收到這些細胞內的性質。

糖尿病是由於胰島素生產不足而使得血液中糖增加的疾病，而細小血管沒有胰島素也會大量吸收在血液中增加的糖，因此，血管細胞變質劣化。此外，也與山梨醇物質的增加有關，不過在此省略詳細的說明。

結果，與細小血管有關的網膜、腎臟及稍後將介紹的「神經障礙」的一部分都會出現毛病。而這些併發症稱為「細小血管障礙」。罹患糖尿性腎症時，有害物質聚集在血液中而經常循環體內，全身會出現各種症狀。包括手腳和臉的浮腫、血壓上升、心不全、腎不全等，腎功能降低，一旦嚴重時可能會併發尿毒症而導致死亡。

因為腎不全而結果必須接受人工透析的例子並不少，對於社會生活會造成很大的妨礙。人工透析畢竟不能完全取代腎臟的功能，全身機能的劣化和老化不斷地進行、壽命會縮短，所以腎症會直接危及生命。

併發症之三為「**神經障礙**」。

知覺神經、運動神經、自律神經出現毛病。男性可能再加上陽痿的現象。

罹患糖尿病二十年，百分之百的患者都出現神經障礙。一部分原因是因為細小血管受損而引起，而神經細胞和細小血管都具有不需要胰島素就能夠吸收葡萄糖的性質，因此同樣地末梢神經的細胞也會變質。

知覺細胞的障礙，首先會出現手腳發麻或發冷的知覺異常現象。知覺遲鈍，不容易感覺疼痛或冷熱。手腳出現血液循環障礙。此外，相反地也可能使手腳的神經產生劇烈疼痛。

運動神經的障礙當然會導致肌肉麻痺。對於日常生活造成不便。膝和跟腱出現異常。有時候眼睛肌肉麻痺，導致眼瞼下垂。

自律神經是指消化、呼吸、發汗、脈搏跳動、血壓、排泄、體溫調節等，與意志無關，自律性的，調節維持生命機能的神經。也就是說，堪稱生命根本的自律神經一旦發生毛病時，會使生物體機能產生很大的紊亂。血壓調節紊亂會引起起立性低血壓，而頻頻出現起立性昏眩的毛病，睡覺時脈搏跳動增快。雖然不會疼痛，可是出現心肌梗塞的毛病，但本人並未察覺，因此非常危險。胃腸的功能紊亂，有下痢或便秘的煩惱。出現排尿障礙的例子也屢見不鮮。

關於糖尿性陽痿發生的原因，有各種不同的說法。目前還有一些不明白的部分，但是有一些機能性食品能夠有效地使其復原。在各機能性食品處將詳細敘述。

因為這些細小血管的障礙所引起的併發症之外，還有「大血管」障礙而產生的糖尿病併發症的系統。大血管主要是指動脈、靜脈等，以道路而言就是幹線道路的血管。糖尿病會使重要的動脈引起「動脈硬化」。

細小血管（末梢血管）的障礙，配合糖尿病患者的發病期間，不論是哪一位患者，發生的機率都非常高，非常可怕。而大血管障礙雖然發生的範圍不像細小血管這麼廣大，但是發生的場所是致命的場所，所以也非常可怕。

像心肌梗塞、狹心症、腦梗塞、糖尿病性壞疽等，都是由大血管障礙而引起的代表性併發症。此外還有高血壓症。

這些症狀的主要原因，是由於糖尿病所引起的「動脈硬化」。糖使血管變質、血液的粘度增加，再加上脂質代謝異常，血小板機能亢進等因素，而引起動脈硬化。

基本上，要防止動脈硬化。而這些重大疾病在確定治療法之後，接受專門治療就能加以處理。同時，也要很有耐心地一併進行糖尿病的治療及血糖的控制。

以上是與血管障礙有關的併發症，除此之外，罹患糖尿病時免疫力減退，因此，皮膚病和呼吸器官感染症等都是容易出現的疾病。

包括這些疾病在內，糖尿病所引起的疾病具體整理如下：

網膜症、白內障、腦血栓、腦梗塞、齒槽膿漏、蛀牙、口內炎、支氣管炎、肺炎、肺結核、心肌梗塞、所有皮膚病、發癢、知覺異常、流產、生產異常、腎症、腎不全、尿毒症、運動神經麻痺、發麻、陽痿、外陰炎、膀胱炎、尿路感染症、狹心症、脈搏跳動異常、口渴、容易感冒、下痢、便秘、壞死、腳的病變、鬱病、自律神經失調症、月經不順、小腿肚抽筋、發冷、腫疱、痱子、濕疹、老化的進行、動脈硬化症、高脂血症。

的確是疾病的百貨公司。

為何會產生糖尿病

糖尿病是血液中的糖（葡萄糖）增加過多的疾病，但血液中的糖為什麼會增加呢？

胰島素依賴型糖尿病

一言以蔽之，就是因缺乏胰島素。胰島素是具有降血糖作用的荷爾蒙。

我們的身體遍布著能夠保持生物體恆常功能的構造，藉此保持穩定的體溫，使血壓、心跳、內臟的功能維持平衡，而成為一個完整的生命體。

胰島素具有保持血糖穩定的作用，也是負責生物體恆常功能的荷爾蒙之一。

糖是肉體活動時的熱量源。腦細胞發揮功能也不可缺少糖。

與維持生命具有直接關係、重要的熱量源，是由身體能夠經常維持穩定血糖的系統發揮作用，才能夠保持熱量源。

胰高血糖素、糖皮質激素、腎上腺素等，都是使血糖上升的荷爾蒙。

相反地，使上升過度的血糖下降的荷爾蒙只有一種，就是胰島素。

從遠古時代到五十年前，幾乎所有的人都只攝取能夠勉強維持生存的熱量而生存，所以肉體的確需要使血糖上升的作用，而使血糖上升的荷爾蒙以及降血糖的胰島素之間達到平衡，就能使血糖維持穩定。

胰島素是由胰臟的「胰島」的β細胞製造出來的，糖尿病則是胰島β細胞無法製造胰島素，或是製造量減少而引起的。

糖尿病根據WHO（世界衛生組織）的分類，如四十四頁的圖表1所示，分為許多種。其中一般所說的糖尿病，及發病頻度較高的，就是「胰島素依賴型糖尿病」（稱為I型，與「胰島素非依賴型」（II型）等二種。

I型「胰島素依賴型」別名「兒童型」，以兒童和年輕人占壓倒性多數的糖尿病。占國內糖尿病患者數的百分之五。

胰島素依賴型是胰島β細胞因為病毒感染而引起自體免疫，完全無法製造出胰島素的糖尿病。誘因包括腮腺炎、德國麻疹、水痘等的病毒。

胰島素依賴型糖尿病因為完全無法生產出胰島素，因此放任不管會引起糖尿病性昏睡，而導致死亡。在發現胰島素之前，糖尿病性昏睡占糖尿病死亡原因的第一位。

圖表 1 糖尿病分類(WHO, 1985)

A. clinical classes

Ⅰ 糖尿病(diabetes mellitus;DM)

胰島素依賴型糖尿病
(insulin-dependent diabetes mellitus;IDDM)

胰島素非依賴型糖尿病
(non-insulin-dependent diabetes mellitus;NIDDM)

a.非肥胖(non-obese)
b.肥胖(obese)

營養不良所引起的糖尿病※假稱
(malnutrition-related diabetes mellitus;MREM)

其他糖尿病

胰臟疾病(pancreatic disease)
荷爾蒙異常疾病(disease of hormoual etiology)
藥劑或化學物質所引起的糖尿病
(drug induced or chemical-induced conditions)
胰島素異常或胰島素接收體異常
(abnormalities of insulin or its receptors)
遺傳疾病(certain genetic syndromes)
其他(miscellaneous)

Ⅱ 耐糖能異常(impaired glucose tolerance;IGT)

a. 非肥胖(non-obese)
b. 肥胖(obese)
c. 其他特定的異常
(associated with certain couditions and syndromes)

Ⅲ 妊娠糖尿病(gestational diabetes mellitus;GDM)

B. statistical risk classes

耐糖能正常，但是糖尿病發症的危險性增大者

既往耐糖能異常
(previous abnormality of glucose tolerance;prev AGT)

潛在性耐糖能異常
(potential abnormality of glucose tolerance;pot AGT)

但是，現在每天注射胰島素，以及由體外攝取胰島素，因此減少了糖尿病昏睡。

每天妥善地注射胰島素，藉著食物療法控制血糖，則胰島素依賴型糖尿病患者，就能過著與正常人同樣的社會生活。

前大洋隊的新浦壽夫投手和前巨人隊的賈利克森投手，都罹患胰島素依賴型糖尿病，二人每天都必須注射胰島素，仍然非常活躍。由此可知，注射胰島素和正確的飲食控制非常有效。職棒選手，尤其是投手需要的熱量，是常人無法比擬的。

胰島素除了控制血糖上升以外，還有另外一個重要的作用，就是細胞吸收熱量源葡萄糖時，需要胰島素。

細胞藉著細胞膜與外界隔絕。細胞必須將葡萄糖吸收到膜的內側，這時必須由胰島素發揮作用。

細胞膜的表面有識別胰島素的接收體（對於胰島素具有感受性的天線），藉著胰島素的接觸產生細胞膜透過性，細胞就能吸收葡萄糖。

如果沒有胰島素，則血液即使運送大量的葡萄糖過來，細胞也沒有辦法吸收葡萄糖。細胞會因熱量不足而無法發揮原有的作用，而逐漸劣化。無法被細胞吸收的葡萄糖充斥於血液中，使血糖值上升。

胰島素依賴型糖尿病患者，將胰島素注射到體內，細胞吸收血液中的葡萄糖，就能降低血糖，細胞得到熱量就能發揮正常作用。此外，胰島素還能夠通知產生葡萄糖的肝臟葡萄糖已經足夠了，而抑制葡萄糖的產生，對於沒有釋放出來的葡萄糖，也可以使其變為糖原而貯存在肝臟。

由此可知，胰島素具有多方面的作用，能夠降血糖，保持血糖值的平衡。對於胰島性依賴型糖尿病，絕對不能夠因為體調好了之後，就任意中止胰島素的注射。

如果沒有辦法吸收葡萄糖，細胞為了生存就分解脂肪形成脂肪酸，將其當成熱量來使用。這時血液中就產生酮體物質，使血液極度酸化。因此，就會陷入糖尿病性昏睡狀態中。

血液中的葡萄糖濃度上升過度時，也會引起糖尿病性昏睡。過濃的葡萄糖，藉著生物體恆常功能想要將其排出體外，就會產生大量的尿。因此，身體出現脫水狀態而導致昏睡。

為了防止這種危險，平常就必須勤於檢查血糖和尿糖，也要養成習慣檢查尿中是否出現酮體。只要購買市售的試紙，自己也能夠輕易地檢查尿。

對於胰島素依賴型糖尿病患者而言，胰島素的確是特效藥，但是有時太有效反而會造成危險。胰島素的降血糖作用過度發揮時，反而會導致「低血糖」。可能因為低血糖而引起昏睡或死亡。

同樣地，治療胰島素非依賴型糖尿病所使用的「經口降血糖劑」有時太過於有效。因此，用量必須配合病情而和醫師好好地商量。

人體這個生命宇宙，一定要藉著複雜微妙的平衡而保持。

胰島素非依賴型糖尿病

「胰島素非依賴型糖尿病」也稱為「Ⅱ型」、「成人型」糖尿病。以進入中年期以後發病占壓倒性多數。以整個世界而言，糖尿病患者中占大多數的就是這種胰島素非依賴型糖尿病，而國內的全糖尿病患者中有百分之九十屬於這一型。

Ⅰ型與Ⅱ型的不同，一言以蔽之，就是「Ⅰ型是胰臟的胰島無法分泌胰島素，或是分泌量較少」，反之，「Ⅱ型則是多多少少都會分泌胰島素」。

Ⅰ型、Ⅱ型的糖尿病發病原因，基本上而言都與基因有關。

擁有糖尿病的基因，再遇到成為關鍵的誘因時，就會發病。例如Ⅰ型，先前已經介紹過，病毒感染為其關鍵，Ⅱ型則是因肥胖或壓力等關鍵所造成的。

Ⅱ型是胰島素非依賴型糖尿病，遺傳性非常強。簡單地說，就是父母中任何一人，或是父母的兄弟姐妹中有糖尿病患者時，進入中年期以後，罹患糖尿病的危險性較高。

擁有這種糖尿病「基因」的人，必須特別注意遠離成為發病誘因的「環境因子」。

糖尿病是與生物體調節機能有關的複雜疾病，當然，誘使發病的環境因子也不可能具有單純的因果關係。就目前而言，已知的現象如下：

①肥胖　②壓力　②運動不足　③吃得過多　④妊娠。

胰島素非依賴型糖尿病是遺傳性疾病。這個疾病出現時在體內會出現二種現象。

第一是胰島β細胞的產生能力（製造胰島素的力量）減退，胰島素分量減少。

第二就是身體的肌肉細胞或脂肪細胞等的胰島素接收體（＝對於胰島素具有感受性的天線）減少。

因此，細胞沒有辦法吸收足夠的葡萄糖。在此所列舉的五種胰島素非依賴型糖尿病的發病誘因，再加上基因，就會在體內形成這二種現象。以下以肥胖為例，詳細為各位探討。

為什麼肥胖會引起胰島素非依賴型糖尿病

「胰島素非依賴型糖尿病」患者中，百分之八十為以往肥胖或現在肥胖的人。

肥胖者的體質，容易吸收食物、容易貯存在體內。以體質而言，也具有遺傳的因素。因為屬於食物能有效被吸收的體質，屬於「優性遺傳」。對於長久以來以滿足空腹感為生活第一要件的人類而言，的確是比較好的性質。

但是，進入飽食時代之後，卻出現相反的作用，就算和他人吃同樣多的食物，也會肥胖。

因為細胞能夠有效地吸收葡萄糖，因此肥胖者的胰臟會比普通人的生產更多的胰島素。這些人不斷地吃，有效地貯存熱量，而且充滿活力地活動，逐漸地就會肥胖。肥胖超過某種程度時，血液中的葡萄糖濃度會增加。

當然，胰臟會大量製造出胰島素。

當肥胖進行時，肌肉細胞和脂肪細胞的接收體感度遲鈍，接收體數目減少，接受胰島素的能力降低。因此，無法吸收到細胞內的葡萄糖充斥於血液中，使血糖上升。為了降血糖，需要大量的胰島素。而且肥胖者為了維持身體而吃很多食物，需要更多的胰島素。胰臟為了應付這二種要求，加足馬力地生產胰島素。

如此一來，就造成高血糖和高胰島素的惡性循環。

胰臟勉強工作的狀態長久持續時，最後胰臟的胰島素分泌機能疲勞，產生能力減退。胰臟的胰島β細胞的過度疲勞——導致胰島素非依賴型糖尿病。

現代醫學認為，一旦減退的胰島β細胞的胰島素生產能力就不可能復原了。

但是，如果為胰島素非依賴型時，由於不像胰島素依賴型一樣胰島β細胞遭到破壞，只是產生能力降低而已，因此還是能夠分泌出一些胰島素。所以，胰島素非依賴型糖尿病，基本上不需要注射胰島素，必須藉著食物限制和運動療法等生活療法，使殘存的胰島素產生能力發揮功能。為了利用較少的胰島素，因此要減少糖類食品的攝取，防止肥胖，避免細胞的胰島素接收體的感度和數目減弱，同時還要藉著運動療法將多餘的糖燃燒掉。

以上述方法控制血糖值，但是血糖值還是很高時，則必須利用「經口降血糖劑」，以降低血液中的葡萄糖濃度。

經口降血糖劑因其構造不同而分為二種，現在主要是使用磺酰脲。這種物質具有刺激胰島β細胞，勉強其分泌出積存的胰島素的作用，同時也能提高細胞接收體的感受性，使細胞能夠吸收葡萄糖。

經口降血糖劑是使用於除了胰島素依賴型糖尿病以外，因其他誘因而又引起的胰島素非依賴型糖尿病患者身上。不過，仍需嘗試食物療法和運動療法，無效時才可以使用這種藥劑。

如果使用方法錯誤，作用過強時反而會暫時引起低血糖狀態，嚴重時甚至陷入昏睡狀態中。因為強制由胰臟中取出胰島素，所以如果在空腹時使用經口降血糖劑，會造成低血糖狀態。

以往的糖尿病治療法及其界限——

並沒有治療糖尿病的藥物

糖尿病不論是Ⅰ型、Ⅱ型，或是其他許多型的糖尿病，根本上是由於胰臟胰島β細胞的胰島素生產，分泌能力遭到破壞或減退，使得身體缺少胰島素的疾病。一旦到達這種狀況，胰島素的生產、分泌能力無法復原，這是目前現代醫學所達到的結論。

胰島素的注射，是由體外補給胰島素，而經口降血糖劑也沒有辦法恢復胰島β細胞所失去的機能。只不過是勉強擠出少量胰島素的藥劑而已。

所以，糖尿病是無法治好的疾病，只好藉著食物療法、運動療法，配合必要時候注射胰島素或服用經口降血糖劑，巧妙加以控制，這就是目前一般的想法。等到併發症出現後，就必須個別處理各種疾病。必須持續一生加以控制。建立一個與糖尿病好好相處的生活型態。

這就是現代醫學所建立的糖尿病戰略。所以，現在的糖尿病治療仍有其界限。

壓力會導致糖尿病

糖尿病的原因（誘因）除了肥胖之外，還有「壓力」。更正確的說法是「扭曲的壓力」。

不只是糖尿病，像高血壓、過敏性疾病、膠原病、動脈硬化、循環器官疾病、自律神經失調症、許多的內臟疾病等，所有的成人病、慢性疾病的原因，都與現代社會不間斷的扭曲壓力有密切關係。

以前的疾病是由體外入侵的，而到了高度經濟成長的時代後，很明顯地改變了。疾病就好像「從自己的內部探出頭來似地」，這種情形占大多數。目前已進入了成人病與慢性病的時代。

疾病是反映時代的鏡子。成人病或慢性病正確地反映出這個時代，而糖尿病可說是最鮮明刻畫出現代這個時代的鏡子。鏡中出現的是一個黑箱社會，而造成了扭曲的壓力。

社會上所有一切都高度系統化，由電腦管理的現代，表現在我們面前的只是結果，卻看不到為什麼會形成這種結果。也就是說，一切都隱藏在黑箱中，就算打開箱子想看裡面的情形，因為太過於複雜，只是覺得有點怪異，卻什麼也不了解。

但是，生存在這個社會中，即使你不願意，還是要基於這種社會的系統而生存。

從政治、金融系統、公司、學校到身邊每天吃進口中的食品和鄰人，都是這種情形。商人無法看到自己所販賣之商品的真相，但是還是要建議顧客購買。家人見面時和和氣氣地，但是心中究竟想些什麼卻不得而知。

無法看清真正的問題和敵人，就會覺得很不愉快。不知道自己該朝何處去、找不到目標。但是還是必須一直往前走，大家都置身於這種環境中。甚至沒有辦法看清楚自己。

扭曲的壓力從中產生，形成了糖尿病。

從戰前開始長期在醫療現場努力的某位著名的醫師，就語重心長地說：「戰前、戰時及戰後，到韓戰結束為止，成人型糖尿病（胰島素非依賴型糖尿病）患者幾乎不存在，但是現在每天都有這麼多的糖尿病患者。當然，這也反映了飽食時代，但是我想光靠這一點不可能使糖尿病增加了這麼多病例，其背景很明顯地是由於扭曲的壓力所造成的。」

戰時和戰後是非常辛苦的時代，壓力比現代更大。

但是，在戰時可以清楚地看到應該要打倒的敵人。而戰後則對明日充滿光明的希望，能夠看到明確的目標。而且靠著自己的手腳不斷努力，就能具體地想像自己接近目標。只要往前邁出一小步，就能產生達成感。這是肉眼能夠看到的明快的壓力，超越壓力時，就會變成一種進化，這和進化能夠治療心靈，給予你再往前進一步的力量。

當壓力與治療搭配存在時，人類就不會罹患成人病或慢性病。

「有人說因為當時食物不像現在這麼豐富，因此糖尿病患較少，的確，當時肥胖者較少，所以這也是正確的看法。但是，在吃成肥胖狀態的背景中，的確存在扭曲的壓力，這也是事實。肥胖只不過是扭曲壓力的結果而已。為什麼會產生成人型糖尿病呢？仔細加以追究時，就會發現原因出在壓力上。」

壓力引起糖尿病的過程

當肉體和精神受到壓力時，這個刺激會傳達到大腦的丘腦下部。

丘腦下部是自律神經與荷爾蒙分泌的中樞。荷爾蒙是製造肉體能夠迅速應付外界狀況的傳達物質。體內準備許多荷爾蒙能夠應付多樣化的狀況。

身體遭受碰撞時曾產生疼痛感，這時腦中就會釋放出內啡肽這種比嗎啡能發揮數十倍鎮痛效果的荷爾蒙而消除疼痛。當壓力積存時，副腎皮質會分泌可提松荷爾蒙。可提松是抑制壓力的荷爾蒙。當壓力一直持續出現時，就會分泌「腎上腺素」及「糖尿質激素」等荷爾蒙。

這些都是使身體形成備戰狀態的荷爾蒙。為了面對敵人，血液中的熱量源糖原會釋放出來，血液由內臟聚集到肌肉。暫時犧牲內臟的功能，為了作戰而將熱量集中於肌肉。血液中的糖原與酵素反應而形成葡萄糖，使血糖上升。

自律神經是由使身體功能旺盛的「交感神經」，及使身體功能緩和、能夠休息的「副交感神經」兩者互相保持平衡，調整內臟、心臟、呼吸等與意志無關的生命維持裝置的神經。

當壓力積存時，為了準備戰鬥，「交感神經」旺盛。呼吸加快、心臟跳動迅速、血壓上升。這時交感神經對於胰臟的胰島素產生機能也會造成極大的影響。

交感神經具有抑制胰臟胰島β細胞產生胰島素的作用。為了對抗外界的壓力，必須要提高熱量源血糖，所以必須減少會降低血糖值的胰島素。

身心的緊張而形成高血糖、高血壓的狀態，身體處於備戰狀態下。對身體而言，這是非常時期的異常狀態。從腦的血液循環到內臟的功能等，普通的健康維持機能的平衡瓦解了。這個壓力狀態如果短時間結束，身體就能發揮原有的生物體恆常功能，立刻恢復為平常的平衡狀態。

但是，扭曲的壓力無法輕易消除，一直持續者，使得內臟等生物體機能紊亂的情形固定下來，最後臟器本身就會生病。導致成人病或慢性病的發病。

當壓力長期持續時，就會持續出現血糖值較高的狀態。

胰島β細胞為了維持生物體，就會開發增產降血糖值的胰島素。胰島素大量分泌，但是壓力無法消除時，則必須由腎上腺素等使血糖值上升。為了增加過多的血糖下降，β細胞拼命地分泌胰島素。在這種惡性循環中，β細胞非常疲累。

最後，胰島β細胞的胰島素分泌機能減退，而導致「糖尿病」發病。如果在這段期間又加上壓力造成的過食等，導致肥胖，則更會加速糖尿病的發病。

這就是扭曲的壓力導致糖尿病的構造。

我一再強調「扭曲」，就是因為扭曲的壓力很難消除，長久持續時容易成為糖尿病的誘因。

所以，糖尿病可說是體現黑箱社會的現代啟示錄疾病。

支持分子整合醫學的機能性食品——

機能性食品在細胞、分子階段發揮作用

機能性食品也稱為營養補強食品。

吃了機能性食品就好像增加了一道菜一樣。但是嚴格說起來感覺有點不同。像感冒時喝蛋酒，疲勞時吃有大蒜的菜餚，這麼想也許各位就比較容易瞭解了。將焦點集中於某種身體的失調和疾病症狀上，下意識地吃，或是為了預防疾病而擁有清楚的目的意識而吃的食品——概言之，這些都是機能性食品。

任何一個民族都有這一類食品，尤其中藥之故鄉的中國人和日本人，以前就將食品的機能巧妙地納入生活中。

以近代營養學的觀點而言，認為營養價為零的蒟蒻，自古以來就經常擺在日本的餐桌上，被認為能夠「去除肚子的砂」。也就是能讓積存在體內的毒素及不好的東西，隨著糞便排泄出來。到了近年，發現蒟蒻含有現代人缺乏的「食物纖維」，由醫學證明了以前所發現的這種作用。

不只能吸著不適合身體、對身體有害的物質，將其排出，同時也能刺激分泌於腸內壁與免疫有關的細胞，配合必要時讓身體所需要的荷爾蒙分泌出來，使生物體調節機能活性化，具有高度維持健康的作用。

食品的成分在細胞和基因、荷爾蒙、酵素的階段發揮作用，這些幾乎都是複雜微妙之分子階段的作用。

現代醫學和生理學在二、三十年前就開始探求這個階段的生物體調節機能，但是只知道一部分而已，對於堪稱生命小宇宙的體內的發生大部分現象都不得而知。

例如「糖尿病」，的確就疾病的現象面而言，以醫學的方式了解其在體內是如何形成的。

胰臟的胰島β細胞的胰島素生產能力減退，導致胰島素缺乏。身體細胞的胰島素接收體數目減少、感受性減退，細胞沒有辦法吸收胰島素。這二者引起高血糖狀態，引起這二種生物體機能異常的構造又是什麼呢？到目前為止仍不得而知。

如果能夠解明，也許就能找出現代醫學治療糖尿病的決定性方法了。

但是，對於分子階段所產生的異常，是由於生物體機能的黑箱作業所造成的，以現代的醫學水準而言無法探討其根本的問題。雖然已經知道胰島素生產能力的減退原因，有一部分是由病毒感染所引起的，但是病毒到底是以何種構造奪走了胰島素的生產能力，這個最重要的問題卻不得而知。

因為肥胖而胰島β細胞過度疲勞，成為成人型（Ⅱ型）糖尿病的原因之一，但是以分子階段而言，到底是何種構造使得這種過度疲勞成為胰島素產生能力降低的因素，目前仍不得而知。

因此，現代醫學對於糖尿病的處理方法，如果是胰島素生產完全停止的Ⅰ型則注射胰島素，Ⅱ型則使用食品療法（限制熱量）及降血糖劑的投與而治療，對於所發生的併發症則一一加以治療。

但是，根據經驗得知，積極攝取某種食品或機能性食品，能使胰島β細胞的胰島素產生能力復活。所以，一些類似機能性食品的中藥也會發揮這種現象。

到底是以何種構造導致β細胞所失去的胰島素產生能力再生，目前仍不明瞭，但經由研究者不斷地努力，逐漸明白是與食品中的某些成分有關。

總之，食品中的某種成分，在細胞、分子階段發揮複雜微妙的作用，使體內的β細胞之胰島素產生能力復活，提高細胞胰島素接收體的感度。

靠人類的力量無法將分子階段的異常和生物體活動紊亂的現象恢復正常，但某種食品或機能性食品中所含的成分卻隱藏著這種力量。

分子整合醫學將焦點集中於細胞階段的生物體機能

這些食品或是其中所含的成分，配合各種疾病下意識地加以使用，就能夠治療改善疾病，這種新醫學概念稱為「分子整合醫學」。也就是由細胞、分子等接近生物體機能的根本的階段來治療疾病的醫學。

我們身體的生命活動，擁有如六十二頁圖表2的階層構造。越往圖的下方越接近生命活動的根本階段。

「系統」或「器官、臟器」是以西方醫學為主的治療對象階段。人體可視為是心臟、胃、肝臟、肺等機能零件的集合體，對生病的各個部分投與藥物，有時生病的場所必須動手術切除。像○○科的醫院的區分方式，就是西方醫學的作用。醫師對於自己的專門範圍加以研究，幾乎完全不接觸其他科。

將「組織」視為對象的，主要是東方醫學、漢方醫學。比起臟器醫學而言，是將整個人體當成生命體的醫療。從調節血液及淋巴液的循環、氣的流通、各種臟器的共生共鳴與干涉，及調整全身的機能不調和的方面著手而治療疾病。

圖表 2　人體、生命活動的階層構造

統合的生命體人體

系　統	消化器官系統、呼吸器官系統、神經系統等
器官 臟器	心臟、胃、脊髓等
組　織	肌肉、骨骼、血液、體液等
細　胞	腦細胞、肌肉細胞、神經細胞等
分子 原子	

例如「瘀血」這種獨特的概念，就是這種醫療所重視的概念。老廢物或體內不需要的有害物質、壓力等導致血液污濁、停滯，如果在罹患疾病之前能夠改善這種狀態，就能阻止發病，或是即使發病，只要能去除瘀血，就能夠治療疾病。

西方醫學採取降低血液中的血糖、降膽固醇，具有類似的治療法。但是西方醫學的方法只將重點置於改善血液中的現狀、解決當面問題，而東方醫學則會探討為什麼這個現象（包括瘀血在內的諸問題）會在體內產生，探索其與整個身體機能的關係，藉著生物體機能整體的平衡正常化而改善表現出來的異常結果。

漢方醫學不區分○○科等，因為將身

體視為生命活動的一整個場所。

這種「分子整合醫學」，就是將觀點集中於生命活動場構成肉體的基本單位「細胞」階段的醫學。我們的肉體是由六十兆個細胞所構成的。細胞的本身獨立進行生命活動，而且擁有線粒體這種能量產生裝置，發揮各自的功能（工作）。

先前已介紹過，胰臟胰島的β細胞具有產生胰島素的功能，而巨噬細胞（大食細胞）及ＮＫ（自然殺手細胞）則能夠擊潰對身體有害的物質或細菌，當癌細胞出現在體內時，會立刻加以攻擊吞噬掉，藉此頂防或治療疾病。

六十兆個細胞在各自的場所發揮各自的作用，但是並非散漫地進行，全身細胞是基於以荷爾蒙為主的內分泌系統，以及接受因心或刺激感覺而發揮作用的神經系統的指令、情報而使生物體機能正常化。

荷爾蒙配合腦細胞及身體各部細胞的需要，在最適當的時機釋放出來，當身體發生某些現象，為了使其正常化，荷爾蒙會釋放出來而遍及全身。

六十兆個細胞擁有天線（接收體）。藉此掌握情報和指令，在適當的時機開始發揮作用。就好像電視或收音機會從到處流竄的電波中取得必要的電波而接收一樣。

胰島β細胞分泌胰島素荷爾蒙，而全身的細胞接收體感受到這種指令物質而吸收葡萄糖——這就是在這個階段的生命維持活動。

全身的細胞經常進行情報交換（經常監視體內所發生的變異的免疫細胞也包括在內），交互合作，維持整個身體成為一個生命體。

這個細胞的功能，會因不間斷的壓力、營養成分的偏差或致癌物質等有害物質的侵襲而受損、紊亂。如果細胞的基因中有與特定疾病有關的因子存在，則這些因子覺醒時就會導致發病。

這種對於細胞的刺激或壓力，為什麼會使這些因子覺醒，目前不得而知，這也是黑箱。細胞原有的功能紊亂、細胞生病，接下來血液和體液及肌肉等身體的組織也產生變異。因為組織是由細胞所構成的，當然會有這種現象出現。

以糖尿病而言，這個階段就是胰島β細胞的紊亂，阻礙了胰島素的產生，而葡萄糖代謝不順暢、血液中的血糖值上升的現象。血管也會因動脈硬化而變得脆弱。

當組織遭遇侵襲時，由組織所構成的臟器、器官也會生病。糖尿病在全身所引起的併發症就是這個階段的障礙。

有細胞分布的毛細血管受到侵襲，引起糖尿性網膜症，而手腳麻痺的症狀也是由同樣的構造所引起的。腦血栓或心肌梗塞、腎不全也是同樣的道理。最後，這些毛病會遍及與臟器有關的生物體維持機能。

消化器官系統或神經系統等機能系統無法發揮作用時，會直接危及生命。

糖尿病會使腎臟的腎小球機能喪失，使得生物體的活動中體內所產生的有害物質無法被過濾掉，隨著血液循環到達全身，引起尿毒症而導致死亡。有時腳部會引起壞疽，而必須切除腳。

由此可知，細胞階段的異常與疾病的發生有密切的關係，具有根本的關連。

機能性食品能夠引出沈睡的自然治癒力——

治癒的基本條件，是免疫細胞的活性化

在細胞階段的生物體功能中，最重要的一項，就是罹患疾病時細胞將疾病治癒的能力。身體有「免疫構造」這種保護身體的巨大系統。

當體外有細菌，病毒入侵時，能夠迅速加以擊潰，而身體受傷時能夠集中在傷

口加以保護，迅速修復傷口。

生前探討過的巨噬細胞（大食細胞）或ＮＫ（自然殺手細胞）就是這一類的構造，此外還有淋巴Ｔ細胞、淋巴Ｂ細胞、顆粒球等多樣化的免疫細胞，互助合作地預防及治療疾病。

細胞處理這項功能的學問稱為免疫學。以往的免疫學認為機能主要是保護身體，免於體外入侵的細菌等外敵的侵襲，而根據近二、三十年分子階段研究的發達，了解免疫構造還有更重要的作用。

在我們體內發生的成人病和慢性病的治癒，需要靠免疫構造發揮極大的力量。這就是所謂的「自然治癒力」。

自然治癒力是由神經系、內分泌系、免疫系三項作用攜手合作而發揮力量，而在最前線直接接觸病變的就是「免疫細胞」。

因此，任何疾病的治療，只要使免疫細胞活性化，才是治癒的基本條件。

在免疫學上走在世界領先地位的東京大學名譽教授多田富雄，根據最新的研究，證明了「免疫系為超系統」，造成了與生命醫學有關之人士的一大衝擊。

免疫並不像以往所想的「免疫構造」是固定的系統，而是隨著身體外部與體內環境的變化而能夠自由自在改變自我機能的超系統。

包括人類在內，生物從太古時代一直生存到現代的途中，經常有遭遇未知細菌及病毒的危險，事實上以前的瘟疫、現在的愛滋病和拉沙熱等未知的威脅，不斷侵襲著人類。此時，免疫系統重新組合自己的功能，以對抗新出現的病毒。

如果免疫系對於這些偶然出現的危險沒有辦法巧妙地處理時，則我們可能在以前就滅亡了。同樣的情形，隨著社會和生活的變化，也會造成「體內環境的變化＝體質的變化、成人病、慢性病的變質」。

所以，並非像機械般固定的這種系統稱為「複雜系統」。

生物不論植物或動物，全都是藉著複雜系統而生存。

而我們所建立的社會（不論鄉村或都市、經濟或思想），以及地球環境、宇宙全都是有為轉變的複雜系統。

很早以前，佛教就注意這一點，而提出「諸行無常」的說法。

對健康而言也是如此。也就是說「這就是健康」的固定狀態並不存在。進行生物體活動的身體依食物或當天心態的不同，經常會因而改變。

以血糖值而言，空腹時的正常血糖值為七〇～一一〇mg／dℓ，而在飯後三十分鐘為一四〇mg／dℓ。然後逐漸下降，經過二、三小時以後又恢復原先的數值。此外，即使血糖值在正常範圍內的人，承受強力的壓力時，也會輕易超出這個範圍。

因為各種原因而致使胰島β細胞的產生能力減退時，身體仍然能夠恢復原先能力的可能性極高。因為身體是複雜系的超系統。

而這個複雜系的作用，可以在比細胞的生命活動更根本的階段發動。

對於細胞階段發揮作用的，就是分子階段的力量。

藉著分子階段的功能達到平衡的，就是神經系、內分泌系，以及「食品」。

機能性食品能使失去的細胞機能復原

機能性食品是把目標集中在想治療的疾病時，能夠有效地使用的食品。

生何種疾病，何種食品，要服用多少量，採用何種服用方法比較好，改善的方法如何——大部分都是經由經驗累積而得的資料，很遺憾的是只有一部分的機能性食品能夠以醫學方式來說明。

不過，利用這些機能性食品能夠改善疾病，的確是無庸置疑的事實。只是目前的醫學階段還不了解其功能構造而已。

本書所介紹的大多數機能性食品，有些部分醫學已經了解其功能，但是如果分子整合醫學的研究更進步，就更能了解其他機能性食品了。實際上，許多具有治癒力的機能性食品到底是何種成分與何種構造治癒了疾病，目前正由一些研究者進行研究。

以以往的營養學來看，機能性食品幾乎都是沒有熱量源的營養攝取價值，但是卻能在體內細胞階段維持生物體的健全功能，或是使已經失去的細胞功能恢復。

以分子階段進行對於細胞的這些作用與調整力，這是藥物難以辦到的一點，卻是食品的拿手絕活。食品藉著體內酵素的力量，或是藉著體內多樣分解與反應的力量，在分子階段就能改善強化細胞的生物體調節機能。

食品的五項生物體調節機能

食品有三項機能（參照圖表3）。

首先是「營養」，當成熱量供給源的機能，即過去營養學所強調的部分。

第二種機能是「感覺」，包括味覺與香氣等。

第三種機能是「生物體調節機能」，即調節身體的生物體機能，維持健康的功

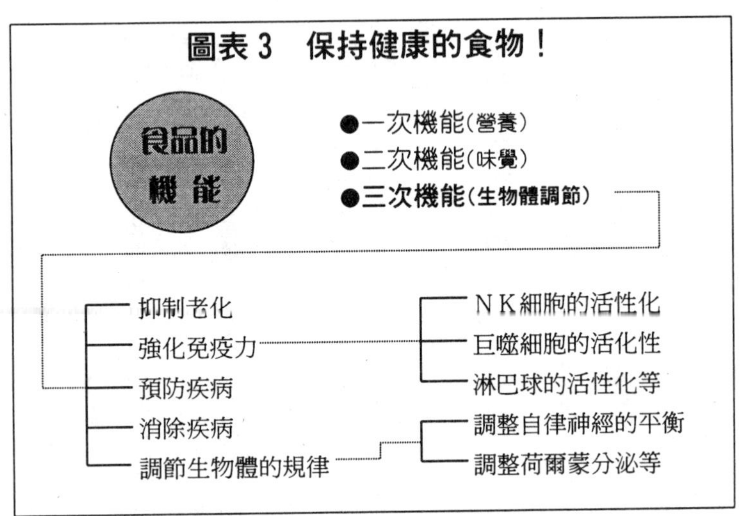

能，這就是大家所知道的「機能性食品」的部分。

第三種機能包括以下五大範圍的作用：

①強化免疫力——先前已經說明過，能夠調節複雜的「免疫構造」的機能，使其活性化，抵禦來自身體內外的威脅。

②預防疾病。

③消除疾病。

④抑制老化——與神經系、內分泌系緊密聯繫，從細胞階段根本地改善。

⑤調節生物體的規律——生物體藉著荷爾蒙與各部位細胞的聯繫，而維持機能的恆常性（生物體恆常功能），與血壓、血糖值、睡眠規律、心跳次數等都有關。

食品的第三種機能藉著分子階段的功能

，在體內產生極大的作用。這些食品在五項範圍中，可能會產生一、二項作用，配合目的可以分別使用不同的機能性食品。

分離抽出機能性食品的藥效成分，進行化學合成，就能成為現代醫學的化學藥品。但是實際上會產生副作用，所以當成機能性食品來使用，實際上在細胞階段與分子階段，就能有效地發揮作用。

分子整合醫學——即細胞階段、分子階段的醫學治療武器，就是機能性食品。

展現驚人力量的機能性食品治療

一九八四年至一九八六年，文部省展開文部省特定研究，實施「食品機能系統的解析與展開」的研究，即進行機能性食品的研究。

基於這項研究而瞭解了食品的第三種機能。

「利用藥物的暫時投與，難以治療的老化與成人病，利用每天攝取的食品就能夠預防與治療。」

研究目的非常明確，這是最早進行改善與治療疾病食品機能的研究，也可以說是確定「分子整合醫學」的治療武器及其理論的研究。

「分子整合醫學」是由美國的萊納斯．普林格博士的研究團在一九七四年所提出的「分子整合醫學營養學」而確立的，展現了醫學的新方向性。

普林格博士是得到諾貝爾和平獎與化學獎的天才人物，提出「大量維他命療法」當成分子整合醫學的治療藥，認為大量攝取維他命C可以預防或治療感冒與癌症。

大量維他命療法實際上展現效果，為世界上的醫療界帶來一大震撼。許多人組合服用維他命C、E、鈣、鋅、B群等，以期維持與恢復健康。

大量維他命療法是機能性食品的根源與先驅。

自古以來，東方醫學世界就有用類似的食品來治療疾病的想法，這是「醫食同源」的想法。食物與藥是相同的，即利用食物來治療疾病之意。中國的藥膳中實行這種理論，而日本也利用蒟蒻和梅乾等，以多樣化的方法來實行這項理論。

由於西方醫學能夠改善肉眼所看得到的症狀，再加上政策問題，因此，在明治以後逐漸捨棄了利用食品治療的方法。因為細胞階段、分子階段等，從生物體機能深處開始進行的治療，很難以肉眼立刻看到效果。

但是疾病的性質，如成人病、慢性病、過敏性疾病、癌等，大都來自體內深處，因而這十餘年來，隨著分子整合醫學的進步，現在發現食物是具有較高實效性的治療方法。

糖尿病就是這類疾病的代表，是最適合使用分子整合醫學的治療法，也就是利用機能性食品來改善或治癒的疾病。

能夠恢復胰臟胰島β細胞的胰島素產生機能，同時有很多機能性食品對於糖尿病所引起的各種併發症的改善、治癒——能夠發揮效果。至於這些機能性食品是以何種構造具有改善效果，在各種食品的部分會詳細為各位說明。總之，可以對照自己糖尿病的性質與狀況來嘗試。當然，並非任何人都能夠百分之百地完全治癒，但是如果能夠配合服用者的體質，則機能性食品的治療效果驚人。如果無效，可以改用其他的機能性食品，或是搭配組合一些機能性食品，就會有改善的機會。

利用食品在細胞階段進行治療，因為與體質的關聯性比較少，所以要發現與自己的反應性較高的機能性食品最重要。要很有耐心地發現適合自己的機能性食品，一定能夠開闢健康之路。在這世間發生在肉體上的疾病，在這世界上的某個角落一定會隱藏著能夠治療這種疾病的方法。一定要相信這一點。

體內宇宙和這地上世界、大宇宙，是個複雜系的世界。即使現在沒有治療的方法，明天也一定會有方法出現在你眼前。

但是不要忘了糖尿病是一種生活病，不論採取任何治療手段，日常生活中的飲食控制、適度運動、壓力的消除——這三項，在日常生活中一定要進行自我控制，予以治療，否則無法提升效果。

日常飲食的控制在糖尿病的改善中，佔有最重要的地位，在最後一章會為各位詳細敘述。各位讀者一定要閱讀終章，活用機能性食品。

這就是一病息災的道理。

糖尿病在這一方面的色彩更濃厚，巧妙控制這種生活並予以改善，你的人生不只是會得到健康而已，還會有其他的好處，即你能夠擁有真正豐富的人生，你會愛惜有限的生命與壽命，使你的心靈和眼光更能夠看到人生複雜微妙的色彩。

這時便可以了解到生病也有好處。

生病使你重視自己的疾病，了解到不能只依賴醫師，必須自己面對疾病，維持自己的健康。

這時候，機能性食品隨時都在你的身邊。

第二章

機能性食品克服糖尿病

匙羹藤

●直接抑制體內糖的吸收
—印度藥草的偉大力量

只消除甘味的匙羹藤的神奇

「阿尤爾威達」是印度二千年前流傳下來的醫學。在獨特的自然醫學的一大體系中，「匙羹藤」是重要的治療藥。這是治療糖尿病，健胃、利尿、強壯的特效藥。

匙羹藤中含有「匙羹藤酸」這種抑制糖吸收的獨特物質，對於糖尿病（高血糖症）的人而言是一大福音，也是來自自然界的贈禮。

匙羹藤是蘿藦科多年性藤蔓狀植物，纏繞在樹木上攀爬三、四公尺，是自印度中南部到東南亞、澳洲等廣大地區自生的藥草。

在印度，阿尤爾威達醫學認為是糖尿病的治療藥，自古以來都在使用。但是在其他的國家，例如漢方的故鄉中國，不知道甚麼緣故，並沒有予以活用。

匙羹藤葉含在口中咀嚼時，最神奇的是感覺不到甘味。對於其他味道不會造成影響，而只有甘味會消失。

使這奇妙的藥草享譽世界的是十九世紀中葉，把印度視為殖民地的英軍將校。從當地人那兒聽說匙羹藤具有破壞砂糖的作用，咀嚼匙羹藤葉一、二分鐘以後，再舔砂糖便會發覺完全感覺不到甘味，因此寫在書中發表出來。

不久以後，英國化學家胡帕知道了這件事，深感興趣，想要了解匙羹藤中的何種成分造成這種現象，因此開始著手研究。

結果在一八八七年萃取出消除甘味成分匙羹藤酸。

五〇年以後，有二位歐洲醫師利用匙羹藤對於糖尿病進行臨床研究，確認其具有明顯的治療效果。

到了一九七五年，由鳥取大學醫學部的日地康武教授等人進行研究，終於了解何以匙羹藤酸能夠消除甘味，到底利用何種生理構造抑制糖的吸收。

甘味是舌的乳頭部分的味蕾細胞感覺到的味道。由味蕾細胞表面的甘味接收體掌握甘味物質的分子，而甘味接收體甘味物質分子，就好像鑰匙與鑰匙孔的關係一樣，分子構造形態完全吻合。

匙羹藤的成分匙羹藤酸，化學構造與甘味物質分子的形態完全相同，因此入口以後，迅速與味蕾細胞的接收體反應，進入接收體中。

後來，真正的甘味物質進入口中以後，因為匙羹藤酸已經遮斷了接收體，因此，味蕾細胞無法掌握到甘味物質。

匙羹藤酸等被唾液沖洗掉，一小時以後，遮斷作用會消失，會再度感覺到甘味了。正確而言，這構造並非破壞甘味，而甘味成分也進入了腸胃。

如果只是如此，無法感受到甘味，當然無法抑制血糖值的上升。但是實際上在腸內又進行另一階段的作用，使得匙羹藤酸能夠抑制糖尿病。

日地康武教授的匙羹藤酸研究備受矚目的理由，就是因為他完全了解這一階段的情況。

小腸阻止糖的吸收，恢復胰島素的產生機能

吃下的糖分被分解以後，產生葡萄糖，在小腸被吸收到體內。

小腸吸收糖，通常是以二種構造來進行。

一種是以小腸的細胞膜為交界，利用滲透壓來吸收。濃度較濃者會朝較淡者滲

透，使其保持相同的濃度，利用這種作用依賴自然法則來吸收糖，稱之為「被動輸送」。另一種「主動輸送」的糖吸收，可以利用這種構造來吸收所吃的二分之一糖分。

匙羹藤酸能夠阻止由主動輸送進行的葡萄糖吸收。

小腸內壁有五百萬以上的絨毛，表面細胞遍佈如手指一般的突起，負責小腸營養吸收的工作。這小腸營養吸收部位與舌的味蕾細胞完全相同。

小腸的手指狀突起擁有感受葡萄糖的接收體，當葡萄糖過來時便予以識別，而吸收到體內。舌的味蕾細胞只會感受到甘味，不具有吸收糖的作用。但是小腸的手指狀突起，卻可以選擇性地吸收葡萄糖。

匙羹藤酸附著在舌的接收體上，能夠遮斷糖。同理，在小腸也能夠遮斷手指狀突起的葡萄糖接收體，結果好不容易來到此處的葡萄糖無法被小腸吸收，直接送到人腸。經由這構造能夠只讓所吃的糖分，被動輸送的二分之一的糖進入體內而已。

到達大腸的一半的葡萄糖，會成為棲息在大腸的乳酸菌、酵母菌、大腸菌的餌食。

匙羹藤酸暫時抑制小腸把葡萄糖吸收到體內，但是手指狀突起的遮斷會慢慢消失，因此實際上從小腸吸收的葡萄糖並非真的只有二分之一。過了一段時間以後，會慢慢地被吸收掉。

多花點時間慢慢地吸收葡萄糖——這功能可以在根本上治療成人型糖尿病（胰島素非依賴型）。為了處理暫時被大量吸收的葡萄糖，身體需要大量的胰島素。

因此，胰臟胰島的β細胞要拼命產生胰島素，終將疲累，機能減退。這都是成人病型胰島素非依賴型糖尿病發症的構造，在第一章中已詳述過了。

藉著匙羹藤酸的遮斷作用，能夠把糖慢慢吸收到體內，就可以緩和血液中葡萄糖過剩（高血糖）的症狀，結果就能夠緩和胰島的過度疲勞。

這些狀態持續一段期間以後，胰島的β細胞就逐漸恢復減退的機能，如果條件完善，身體的自然治癒力發揮作用，便能自行修復。這時候就能夠恢復胰島素的產生能力。此外，藉著匙羹藤酸抑制糖的吸收，也能夠適度抑制體內脂肪的蓄積，有助於調節肥胖。

所以，現代醫學證明阿尤爾威達醫學所說的「匙羹藤會破壞砂糖」的說法是錯誤的。但是匙羹藤能夠阻止糖的吸收，因此，對身體而言，實際上也能夠達到與破壞糖相同的結果。

自古以來，印度傳承醫學就看穿了這事實，所以在醫療體系中，當成糖尿病治療藥來使用。現在糖尿病治療使用的胰島素注射持續進行，會引起心臟障礙，有一些副作用，會令人感到擔心。如果降血糖劑使用方法錯誤，會有陷入低血糖症的危險，可是匙羹藤卻沒有這些危險性。

經過舌、小腸、胰臟胰島這三階段，緩慢地治療能夠根本治癒糖尿病，改善胰島素的產生能力。

匙羹藤具有阻礙身體吸收糖的特殊藥理作用，藉著這作用可以解救糖尿病患者，可以說是神賜給大地的植物。

神奇的匙羹藤臨床報告！五三％的患者血糖值都改善了

阿尤爾威達是對於慢性病、成人病、自律神經失調症、免疫異常等，現代人感到煩惱的疾病有效的醫學。從七、八年前開始，日本的頭腦勞動者和成人病患都採用這種醫學。

阿尤爾威達也可以稱為體質醫學，以體質別來分類人類，然後利用適當的季節食品和經由按摩、生活指導等來治療疾病，是按照這系統體系的醫學。

「阿尤爾威達與中國醫學的『不足則要補「氣」』『補』的想法不同，而是『要把身體不需要的東西或多餘的東西，毒素等排出體外』，基於這種想法的醫學，是『瀉』的醫學。

這醫學非常適合體內蓄積過多營養、農藥、食品添加物等的現代人，在美國和日本等先進國家發揚光大。這是必然的道理。」

在日本被譽為阿尤爾威達醫學第一人者的東邦大學醫學部名譽教授幡井勉，以其臨床立場淡淡地作了以上的敘述。

幡井博士本身在東京都目黑區開業，在幡井診所實踐阿尤威爾達醫學，有很多糖尿病患者到此接受治療。

當然，在此也投與匙羹藤。

匙羹藤在日本並非當成藥物，而被視為機能性食品，有好幾種在國內上市。但是幡井博士只使用其中二種進行治療，並且取得詳細的資料，在一九八八年第十一屆阿尤爾威達研究總會中發表過好幾次。

最初的發表是利用前年一年內的結果，投與四十二名糖尿病患者匙羹藤製機能性食品，結果發現五二・四%的患者具有降血糖的效果。

後來，又以一七八名的門診糖尿病患者為對象，投與匙羹藤，結果出現五三・三%的有效率。其中除了一邊注射胰島素一邊服用匙羹藤的八名患者，以及中途沒有來到醫院就診的患者以外，其他患者都嚴格進行匙羹藤治療，所以是非常確實的治療資料。

二〇九mg／dℓ的高血糖值恢復正常〈一九二八年生・女性〉

「一九二八年出生的女性來到醫院時，血糖值（空腹時）為二〇九mg／dℓ。二年前發病，當時數值為三七五，非常高——到醫院去治療，卻無法下降至二〇九以下，於是來到我這兒。當然我立刻要她服用匙羹藤。一個月以後，空腹時血糖降至一四八mg／dℓ，雖然比七〇～一一〇mg／dℓ的正常值稍高些，但是僅僅一個月就有這麼好的成績了——而且是完全不使用經口降血糖劑而得到的數值。除了匙羹藤以外，由於這位女士是比較神經質的人，因此再給她具有精神安定作用的漢方藥加味歸脾湯，因為壓力和精神不穩定會大大地影響糖尿病。」

後來，這位女性患者持續服用匙羹藤，巧妙控制血糖值，不久以後就恢復正常了。

戒酒、併用食物療法等，不需要降血糖劑〈一九四〇年生・男性〉

「在我這兒一邊接受降血糖劑治療，一邊服用匙羹藤的人也不少。一九四〇年出生的男性，發病已經第三年了，服用降血糖劑，使空腹時的血糖值為二八九㎎／dℓ。

這位患者的弟弟和伯父都是糖尿病患者，所以是糖尿病體質的家族系統。因為這種體質，所以身高一六五公分，體重七十一公斤，很明顯地是屬於肥胖體，過去最重時達到八五公斤，自己認為是肥胖導致了糖尿病。喝很多酒，來到醫院時，糖尿病的併發症下肢的發麻，以及兩大腿的尋常性乾癬都出現了。三年前，醫生診斷為糖尿病，當時已經是高血糖狀態了。」

在這種狀態下持續服用降血糖劑，而幡井博士則給他匙羹藤製的機能性食品。

「為了治療下肢發麻的現象，給予維他命B_{12}；同時為了治療乾癬，也給予漢方藥大黃牡丹皮湯一併服用。結果血糖值開始慢慢下降，持續服用匙羹藤半年以後，空腹時的血糖值下降為八一㎎／dℓ，恢復至正常值的範圍內。

而且以往服用的降血糖劑慢慢地減少，原本一天一顆，現在變為半顆。發麻和乾癬的現象都消失了。同時患者也戒酒，進行食物療法，體重減輕為六十公斤。

一切綜合力的影響，再加上匙羹藤的效果，因此減少了降血糖劑的使用，最後就不需要再使用了。」

換言之，現在只靠匙羹藤來維持正常的血糖值。

期待產生多樣效果的神奇力量

「匙羹藤遮斷葡萄糖吸收的力量非常偉大，利用匙羹藤輕輕控制血糖值，能夠使得疲累的胰島的β細胞恢復元氣，使得胰島素產生能力復活的例子並不少。自然的恩惠真的是非常偉大。我們身體的『自然治癒力』也配合自然界所給予的匙羹藤的作用，改善糖尿病——。」

這世界上有漢方醫學和阿尤爾威達醫學等，各地區和民族重視的許多傳承醫學。但是很多人都認為只有西方醫學是正確的，傳承醫學和民間療法都是非科學性的，因此被捨棄掉了。但是有心的研究者們真正的告白表示，人類對於生命活動的了解只是冰山一角而已。

最近終於以科學的方法了解匙羹藤阻止葡萄糖吸收的機能能力，而且深獲信賴，開始用來控制糖尿病。可見被捨棄的傳承醫學中，仍有一些寶藏被埋葬了，沒有被發現。糖尿病的特效植物匙羹藤就有如在默默無語中，訴說著我們不應該捨棄如寶山一般的傳承醫學或民間療法。

現在匙羹藤可以當成健康茶來飲用，將其加工為抽出液或顆粒狀，便於人們服用。不只能控制糖尿病，也能夠預防肥胖、脂肪酸與動脈硬化，預防與改善成人病。匙羹藤是活用範圍廣泛的機能性食品。

蜂膠

●降血糖，同時治療併發症，來自蜜蜂的贈禮

現代醫學重新評估自古當成藥物使用的蜂膠價值

蜂巢是由許多區間聚集而成的都市。這都市的內部非常清潔，因為在蜂巢各區間的接著上使用「蜂膠」。蜂膠是蜜蜂自森林採集的樹液和自己的唾液等分泌物混合而製造出來的脂狀黑色物質。

蜂膠具有強力抗菌力，防止細菌在蜂巢蔓延，附著於蜜蜂的身體，能夠擊潰細菌和有害物質，也稱為天然的抗生素。人類注意到其強大的抗菌力。從古埃及時代開始，就把蜂膠當成藥物來使用。甚至在製造木乃伊時，也予以利用。

從歐洲到南美，在世界各地當成民間療法萬能藥使用的蜂膠，除了能防止細菌增殖，具有殺菌作用以外，也具有其他龐大的功能。

防止細菌增殖、抗菌作用、病毒的殺菌、絲狀菌的殺菌、鎮痛作用、陰道滴蟲的驅蟲作用、抗風濕作用、免疫機能的增強、抗過敏作用，抑制植物的發芽、抗氧化作用、強壯作用、抗癌作用、防止老化、傷口的修復作用等等，有許多的作用。

目前，雖然現代醫學已經明白很多的作用，但是還是有一些不明的部分。這些不明的部分包括對於愛滋病的治療效果，七年前朝日新聞曾報導這項話題。

蜂膠在本書中登場，當然是因為它對於糖尿病具有極佳的療效。

「有很多研究者研究蜂膠的的成分，目前了解的是蜂膠的特殊效果是來自『類黃酮』與『類唾液腺素』，以及『黃酮』膠狀物質。這些物質都能使免疫機能活性化，具有強大的抗菌性，而且有很高的抗過敏作用。此外，含有多數維他命類、二十種氨基酸、微量物質等，是大約八十種物質的集合體。蜂膠是蜜蜂從森林裡收集來的，當然會因樹木和花朵生長在樹林的不同，成分有一些變化，基本的成分卻不變。」

長年擔任蜂膠研究者與使用蜂膠的醫療關係者的橋樑，綜合觀察多數研究和臨床成果，致力於研究的中原隆代表說：

「詢問過許多醫師關於蜂膠的改善及治療的疾病、症狀，發覺使用範圍非常廣泛。醫師認為並非某些成分直接治療疾病，即與西方醫學的方向是不同的。德島文理大學藥學部的佐藤利夫教授，就認為是多樣化的相輔相成效果，發揮了廣大的效果。換言之，蜂膠具有『適應素』的作用。」

蜂膠的力量能夠使癌細胞滅亡

適應素——並不是將栽培集中在特定臟器與疾病部展現治療效果的西洋醫學的想法，而是能夠調整整個身體的生物體機能，調整生物體的恆常性，使免疫力活性化，調節荷爾蒙系（內分泌＝胰島素的產生也是一種內分泌現象），能夠恢復健康的物質。

每一種物質的作用都要用現代醫學的方式來了解。

例如：國立預防衛生研究所的松野哲也病毒室長認為蜂膠的成分之一「氯丁醇雙萜」，是新的抗癌物質。於一九九一年在日本癌學會中發表，引起很大的回響。在肝癌或子宮頸癌的癌細胞中加入蜂膠十小時以後，能夠阻止一向分裂增殖旺盛的癌細胞的分裂。一天以後，癌細胞會死亡。

實際上，讓子宮頸癌患者服用蜂膠，三個月至一年以內，癌細胞幾乎都會死亡。「松野先生在癌學會闡述是由於氯丁醇雙萜發揮二種作用而擊潰癌細胞。一種是抑制癌細胞分裂增殖的S期功能，另一種則是選擇性攻擊癌細胞，使其死亡的作用，服用蜂膠能夠改善或治療的疾病相當多，因此這些會發揮特有作用的物質，相信今後在蜂膠的成分中還是會發現一些。」

其中也可能隱藏著與「糖尿病」的治療有關的物質，這是中原隆根據醫師們的臨床成果推論的敘述。服用蜂膠而改善糖尿病，血糖值正常化的例子不勝枚舉。

二六〇mg／dℓ的血糖值在二個月內下降為一二〇！〈五六歲．女性〉

C是五十六歲的主婦，長年有糖尿病和高血壓的煩惱。

長期以來罹患糖尿病，高血壓便是糖尿病的併發症之一，這是病歷上記載的。

Ｃ女士罹患糖尿病以後，接受專門醫師的指導，實行食物療法，服用降血糖劑。照理而言，這是成人型糖尿病（胰島素非依賴型）應該會產生療效，但是卻不見產生效果。不管再如何努力，三二〇㎎／dℓ的血糖值也無法降至二六〇㎎／dℓ以下。

Ｃ女士的症狀時好時壞，她想到除了醫院的藥物以外，應該還有其他的方法，於是注意到民間療法。只要聽說是好東西都會嘗試。

但是效果不彰。二個月前，兒子的太太介紹她使用蜂膠。Ｃ女士在朋友的介紹下認識了中原先生，詢問詳情以後開始服用。

改善例很多，但是何以能夠治療糖尿病卻原因不明。老實說，她並沒有抱持極大的期待之心。然而除此以外別無他法，所以還是姑且一試。

到藥局購買蜂膠每天服用，在這期間也持續服用降血糖劑與實行食物療法。

一個月以後，倦怠感似乎完全消失了，只是不太明顯，所以Ｃ女士也沒放在心上。

服用蜂膠第二個月以後，到醫院作定期檢查，Ｃ女士和主治醫師看到結果，都感到驚訝。二六〇㎎／dℓ的血糖值降為一二〇㎎／dℓ，這是正常值與糖尿病境界域的血糖值。

「我好感動，第一次對於糖尿病的治癒抱持希望。於是，我立刻告訴醫生我服用蜂膠，醫生也感到很高興，要我繼續服用——。」

C女士的情況還是要繼續觀察。不過就像以往的許多人一樣，蜂膠能夠使血糖值下降。這事實支持C女士繼續與糖尿病搏鬥，同時也產生了未來可能治癒糖尿病或達到理想控制的希望。

「C女士很高興地向我報告，她對於蜂膠已經愛不釋手了。」

中原隆也深感喜悅。

愛用者增加〈三八歲・男性・四十二歲〉

蜂膠已成為糖尿病患者日常生活中不可或缺的物質。

大型旅行公司的職員F先生（三十八歲），血糖值經常維持在二八〇mg／dℓ左右，因為工作的緣故，經常要到海外去旅行，無法遵守醫師所指導的食物療法。工作非常吃重，如果熱量減少太多，對身體恐怕不堪負荷，而且還要承受對於糖尿病而言，是大敵的壓力。

一年前，聽醫牛說蜂膠對糖尿病有效，於是開始服用。

一個月以後，F先生的血糖值降至一六〇mg／dℓ。他很認真地服用蜂膠，血糖值大致維持在正常值和境界線上。以往不規律的飲食和壓力，無法使血糖下降至正常值。

到國外去時，F常隨身攜帶小瓶的蜂膠，努力控制血糖值。

汽車銷售營業員Q（四十二歲）在一九九三年經醫生診斷得知罹患糖尿病。空腹時的血糖值為一三二mg／dℓ，比正常值稍高，因為工作的緣故，生活控制和飲食限制都做不好，症狀激烈起伏，令醫師感到很困擾。

一九九五年十一月，從客人那裡聽說了蜂膠的好處，抱著輕鬆的心情開始服用，並沒有自覺性的變化，但是到了一九九六年二月五日作定期檢查時，血糖值為一〇〇mg／dℓ，為正常值。共服用蜂膠三個月了。

聽Q說，公司裡也有同事服用蜂膠。由此可知，對糖尿病感到不安的人非常多。

深受蜂膠魅力吸引的醫師

熱心推薦患者服用蜂膠的東京鐵砲洲診療所的木下繁太郎醫師，在其著書中也介紹了很多這樣的改善例。很遺憾的是木下醫師已經逝世了，但是還是有認真在臨床上追求蜂膠藥效的先驅醫師。

目前，福岡縣稻築町藤井醫院的井上隆人院長，以及在治療現場採用蜂膠的醫師和研究者在全國激增，所以建立蜂膠基礎的木下醫師功勞非常大。

木下醫師對於蜂膠何以能迅速改善糖尿病患者的血糖值，有以下的說法：

第一點是蜂膠中所含的豐富維他命B群（B_1、B_2、B_6）與C的作用。B_1能夠使食物變為熱量，B_2藉著分解過氧化脂質而防止成人病與併發症。B_6與蛋白質合成有關，能夠保護臟器與血管。維他命C則能強化免疫構造，防止活性氧之害。促進干擾素在體內的生產，能夠修復受損的臟器，改善病情，抑制病毒的增殖。

第二種是蜂膠中所含的礦物質必須氨基酸等，能使胰臟衰弱的細胞賦活，促進胰島素的分泌。

藉著這些綜合力量，蜂膠就能改善糖尿病。

以醫學觀點看來，這些說法似乎過於草率。但是實際上每天用蜂膠改善糖尿病患者的症狀，因此，醫師本身也確認蜂膠有效，這是一種可貴的真實表現。

醫學基礎研究就應該在這種真實的表現上建立基礎，開始進行研究。

相信在不久的將來，就能夠了解蜂膠改善與治癒糖尿病的構造了。

黏多糖

●在細胞發揮廣泛生物體維持調節機能

黏多糖能夠達到恢復青春的效果

鰻魚、牡蠣、魚翅等黏滑的物質，其成分就是「黏多糖」。人體內也能合成黏多糖，是非常普遍的物質，卻是維持身體重要的基本成分，分布在頭髮、皮膚、肌肉、血管、臟器、骨骼、指甲等所有的組織中。

基本上，我們的肉體是由大約六十兆個細胞集合而成的集合體。細胞與細胞利用結締組織相連，形成一種組織或臟器，結合起來成為一生命體。

黏滑的物質即黏多糖，也就是結締組織的基質。黏多糖能夠改善糖尿病。

黏多糖不只是能夠讓細胞與細胞相連而已，也進行多樣化的生物體維持調節機能。

・調節體內水分（我們的身體六〇％以上是水分，但是能夠讓體組織留住水分的卻是黏多糖）。
・製造骨骼的作用。
・免疫力的活性化。
・防止血液凝固。
・潤滑作用（關節液等）。
・維持眼睛的透明度。
・細胞的營養補給與老廢物的排出等。

「黏多糖的主要成分是軟骨素硫酸，在醫療世界長期用來治療各種症狀。我在三十餘年前，就已經開始用軟骨素來進行治療了。眼睛、血管系的疾病、動脈硬化症的預防等等，使用軟骨素非常好。根據研究發現，十歲層至三十歲層年輕血管的黏多糖含量為一〇〇，則四十歲層減少為六十，六十歲層減少為四五，為顛峰時期的二分之一以下，即黏多糖與肉體的老化有密切的關係。

不只是血管，對於全身的組織而言也是如此。隨著年齡的增長，皮膚會出現皺紋。這是因為皮膚的黏多糖由於加齡而減少，導致留住水分的能力降低，因此皮膚又乾又澀。」

東京的北貞夫醫師根據對於許多患者使用黏多糖的經驗，而斷言道：

「人體的組織能夠藉著積極攝取黏多糖而恢復青春。」

由仍在社會上非常活躍的百歲社會人士組成的「百歲俱樂部」的負責人森本雅悠理學博士，也強調黏多糖恢復青春的效果。

森本氏是生物防禦研究所的主任研究員，但是注意到黏多糖多樣化的生物體機能活性化作用，因此長年以來持續進行研究。

「有很多人服用黏多糖以後，糖尿病已有所改善，血糖值與長年因糖尿病而引起的併發症都陸續有所改善，體調良好。對於糖尿病的人而言，是一大福音。」

收集資料時，遇到許多實際從糖尿病中獲得解救的人，能夠直接和他們交談。

利用二種機能性食品從糖尿病中解放出來〈四一歲・男性〉

E先生（四十一歲）是位編輯，每天非常忙碌，壓力也大。

「一九九五年時，覺得口渴，大量喝水。體重八一公斤，二個月以後急速消瘦至七二、三公斤，非常疲勞。五月二十日以後，到醫院去檢查。空腹時血糖值三〇

○mg／dℓ以上，醫師宣告我罹患了糖尿病。後來調查得知飯後血糖值為四○○以上，屬於非常高的數值。醫師建議我到大型醫院去住院，但是我還有工作纏身，無法住院——結果只好服用降血糖劑，一天服用一顆。」

六月初測量血糖值時，飯後的血糖值還是在三○○mg／dℓ以上，於是一顆增加為二顆。同時，E在妻子的建議下，開始服用「麥綠素（從大麥嫩葉抽出的營養素）」與「黏多糖」二種機能性食品。

「妻子膝關節的疼痛非常嚴重，一年前開始服用麥綠素和黏多糖。順暢調節關節潤滑液，膝好轉，全身舒適，於是從前一年開始也建議我服用。但是我不想服用這些東西，只是知道自己罹患糖尿病以後，只好按照妻子的吩咐，乖乖地服用。」

麥綠素一天三十公克，黏多糖一天十～十五顆，據說二者對於糖尿都有效。妻子說：

「至少這三個月都要聽我的吩咐，以後你愛怎麼做就怎麼做好了。一定要遵守我的規定。」

妻子說，細胞利用新代謝替換新細胞的期間，大致為三個月。

第一章中也提及，糖尿病是胰臟的胰島β細胞胰島素產生能力減退，或是喪失了產生能力而引起的疾病。可說是一種細胞的疾病。

既然知道細胞要花三個月的時間來更新，因此以三個月為大致的標準，的確是很有根據的說法。更新的細胞才能夠恢復正常的功能或機能，因此一定要更新細胞。為了更換出接近正常細胞的細胞，因此要服用麥綠素和黏多糖。

「我就像機械人一樣，每天好好地服用妻子給我的二種機能性食品，也遵照醫師的指示服用食物療法。每天都把妻子作的脂肪含量較少的菜和飯放到便當裡，帶到公司去吃。」

服用二種機能性食品約一個月以後，接受檢查，產生了驚人的結果。

「空腹時的血糖值為八〇mg／dℓ，完全恢復了正常值。飯後的血糖為二八〇，體重減輕。醫師稱讚我控制得非常好，我並沒有告知他我服用機能性食品。藥物立刻恢復為只要服用一顆了。」

第二個月，飯後血糖值為一八〇mg／dℓ，藥物又減為半顆。半個月以後，飯後血糖為一二二，再也不需要服用藥物了。

「後來一直不需要服用藥物，只服用機能性食品。現在空腹時血糖值為八〇mg／dℓ，飯後的血糖值為九〇mg／dℓ，完全沒有問題。糖血紅蛋白也恢復了正常。

有人說，可能是麥綠素或黏多糖中的一種發揮了效果，但是我認為可能是相輔相成的效果吧！既然是食品，應該搭配組合來服用。」

現在，E全身舒暢，非常依賴這自己平常服用，調整體調的二種強力同志。

「還不知道糖尿病是否完全治好，但是再如此持續下去，也許β細胞也能恢復健康，這就是我的期待。」

E沒有坦白地告知醫生自己服用機能性食品，但是他期待有這樣的一天。

當然，也期待著了解何以黏多糖能夠迅速改善糖尿病。

在生命的根本發揮作用的治癒能力

有一可能性，就是細胞的健全化。現階段還在進行黏多糖對於改善糖尿病構造的研究。懷特班特拉史密斯及其他的研究者在『生化學Ⅱ』這本書籍中，有以下的發表：

「糖尿病患者比正常人對於感染的感受性較高，創傷治癒較慢，血管變性較快。一部分的原因是因為胰島素的供給不足，導致黏多糖合成能力減退。」（原文）

由這研究了解到糖尿病與黏多糖具有密切的關係。

胰島素的缺乏導致黏多糖體內合成能力減退，黏多糖必須藉著體外的食品來進行補給。

因為缺乏黏多糖，而導致糖尿病的併發症元凶血管變性（動脈硬化等）的發生，只要補給黏多糖，就能防止這種病變。此外，藉著黏多糖促進脂肪代謝的力量，能夠改善糖尿病患者的肥胖傾向，結果就能夠防止胰島素過剩生產，而導致β細胞能力減退的現象。

先前所介紹的黏多糖多樣化作用的綜合力非常重要。總之，黏多糖這一類基本的生物體維持物質會從根本部分發揮作用。

腸內細菌、腸球菌

●阻止界限型糖尿變成真正的糖尿病

開闢糖尿病治療新方向的機能性食品

「巧妙控制糖尿病也無法完全治好糖尿病的說法是錯誤的，只要把焦點集中在病情上，適當活用機能性食品，糖尿病是可以完全治好的。」

這是宮城縣仙台市「南仙台醫院」的田紀夫院長，根據自己的臨床經驗而斷言的事實。

南仙台醫院是一所中型綜合醫院，共有八十個床位。當然，這是西方醫學的醫院，基本上進行西方醫學的治療。新田醫師充分認識西方醫學的界限，摸索西方醫學範圍以外的醫療。

尤其對於現代醫學無法根治的成人病、慢性病與癌症等難治的疾病，使用漢方藥、機能性食品、水治療等多樣化的手段，提高治癒成績。

八年前，開始導入機能性食品，進行「分子整合醫學」的治療，或者逐漸痊癒，或者疾病根治，因此深獲患者好評。

新田紀夫醫師主要是使用機能性食品「腸內細菌、腸球菌」、「甲殼質殼聚糖」、「DHA」、「蜂膠」、「鍺」、「螺旋藻」、「地球生命體MX48」等，新田醫師本身為了在忙碌的工作中維持健康，幾乎每天都服用這些食品。

配合疾病、病情、患者的體質，將其中的幾項有效地搭配組合，這是經由長年的經驗而導出的技巧。

「糖尿病主要是使用『腸球菌』與『甲殼質殼聚糖』，單獨或搭配使用，能夠完全控制在血糖值一二〇mg／dℓ左右的界限型糖尿，恢復為健康體。」

境界型糖尿是初期的輕度糖尿病。

「空腹時的血糖值為一二〇mg／dℓ以上時，以目前的醫學觀點而言，這是糖尿病。但是實際上這卻是微妙的範圍。人類，不，應該說是生物體並非好像機械一樣，規定超過這數值就是異常或疾病。疾病和健康的交界偶爾會含混不清，會因食物或心態，寒暖等各種條件，而產生不同的反應，血壓、血糖值、膽固醇值也因而產生上下微妙的變動。

這就好像車子的油門和剎車一樣，因搖擺度的不同，對應體內的各種生物體機能和體外的環境變化，取得生物體的平衡。每個人的體質不同，因此，整體而言，有的人也許要有較高的血糖值，才能夠保持生物體的平衡。反之，有的人要有較低的血糖值，才能夠保持生物體的平衡。基於這想法，我認為空腹時一二〇mg／dℓ左右的血糖值不能夠斷定就是糖尿病，所以應該稱之為界限型糖尿病。」

界限型糖尿病不只是靠空腹時的血糖值數值來決定的，是由一天中血糖值的變動來決定的。

「空腹時的血糖值為一二〇mg／dℓ左右，早餐、午餐、晚餐以後的血糖值為一六〇mg／dℓ以下，我認為這就是界限型糖尿病。空腹時的血糖值為一二〇，飯後的血糖值增加為二〇〇，才是真正的糖尿病。」

新田醫師對於界限型糖尿病完全不使用降血糖劑，而是進行食物療法與運動療法的指導，再加上機能性食品，阻止其變化為真正的糖尿病。

「以往的糖尿病治療大都是以明確診斷為糖尿病的患者為對象進行治療，但是我卻把不算是患者的界限型當成目標，確立糖尿治療新方向為我的義務。」

據說目前診斷為糖尿病，接受門診治療的患者為二百萬人。此外，根據疫學調查，還有四百萬名未發現的糖尿病患者。

另外，根據研究者推測，不算是真正糖尿病的境界型（界線型）的糖尿病預備軍為六百萬人。合計為一千二百萬人，佔全日本人口的一〇%。

特別值得注意的是六百萬糖尿病預備軍（界線型），如果能夠阻止轉移為真正糖尿病，就能夠使將來的糖尿病人口減少。

新田紀夫醫師利用食物療法與運動療法及機能性食品的搭配，確立了確實能阻止界線型糖尿變成真正糖尿病的醫療。

醫生本身利用腸球菌治好疾病

「我本身就是即將由境界型轉為真正糖尿病的患者，但是併用『腸球菌』這種腸內細菌與一種食物纖維『甲殼質殼聚糖』完全治好了。根據我本身的經驗，我有了自信，因此也對於患者的糖尿，尤其是境界型糖尿使用這些食品。」

五年前，新田紀夫醫生經由定期健康檢診知道自己罹患了糖尿病。

空腹時的血糖值為一二八至一四〇mg／dℓ，即將由境界型轉為真正的糖尿病。

此外，總膽固醇值為二七〇mg／dℓ（正常值為一三〇～二二〇），中性脂肪為一八

○mg／dℓ（正常值為七○～一五○），數值稍高，而且血壓比較高。

「體重九五公斤是明顯的肥胖體——是典型的成人型糖尿病。這是因為全身的狀態而導致糖尿病，即使能夠服用降血糖劑暫時使血糖值下降，也要根本的解決。」

新田醫師認為膽固醇、中性脂肪、高血壓，以及糖尿病的根源都是肥胖，因此把治療重點置於消除肥胖上。

實行食物療法與運動療法，減少攝取點心，改變為以蔬菜和魚為主食。而且主要熱量的攝取集中在早餐和午餐，晚上不進食。盡可能多走路。增加運動量。

此外，大量服用在全國有多起糖尿病改善的例子出現的機能性食品「腸球菌」。「腸球菌」是一種腸內細菌。

人體的腸胃內棲息著三百種一百兆個腸內細菌，與宿主（人類）共生。腸內細菌從宿主的腸內得到營養而生存，但是另一方面卻對人體機能有所貢獻，具有複雜的作用，有助於維持宿主（人類）的健康，具有下述廣泛驚人的多樣化作用。

改善脂質的代謝與糖代謝，肝臟、腎臟機能的活性化與保全，腸內PH值的穩定化，腸蠕動運動的活性化，促進有害物質、致癌物質的分解與排泄，產生與消化、吸收、代謝有關的荷爾蒙，產生維他命，使免疫機能活性化，抑制病原菌、有害菌的增殖，預防感染等。

腸內細菌依棲息在腸胃內場所的不同，種類也不同，各具有不同的特色。根據基礎發現，腸球菌主要是發揮與代謝有關的作用，改善脂質與糖代謝的能力，非常驚人。現在全國有一百位以上的醫師，在治療時活用腸球菌，而且愛用者已經達到一百萬人。

由於有這樣的背景，新田醫師本身開始服用腸球菌。

第一個月，新田醫師的體重減輕為九一公斤，血糖值下降為一二〇mg／dℓ，膽固醇值為一八八mg／dℓ，中性脂肪為一五六mg／dℓ，下降至正常值或接近正常值的範圍。但是新田醫師的攝取量並非一般的標準量，一天三公克，而是一天三〇公克，因此才會產生極端的結果。

「我是醫師，我想確認在短期內是否能夠產生明確的效果，而且也想知道是否會產生副作用，因此抱著實驗的心態，故意服用超出一般常識的量。結果得到了令我滿意的成果，況且完全沒有副作用。」

如果以普通量來攝取，花三、四個月的時間也能產生這種大量服用的效果。來自全國腸球菌攝取者的報告例，也證明了這一點。

新田醫師確認腸球菌的效果以後，開始併用甲殼質殼聚糖。到了這時候，體重已減至八八公斤，而併用甲殼質殼聚糖以後，繼續減少，現在為七八公斤。

血糖值為一〇九㎎／dℓ，總膽固醇值為二四〇㎎／dℓ，中性脂肪為一五九㎎／dℓ。

「血糖值一直完全保持正常值，中性脂肪也還可以，只有總膽固醇值高於正常值二〇㎎／dℓ。我的數值一直變動，不穩定，一定是有某些原因，只是到底是甚麼？目前不得而知——。」

如果能夠找出使新田醫師的膽固醇值上升的原因，而去除這因素，他就不會發牢騷了。

「我的糖尿病已經痊癒了。機能性食品不是藥物而是食品，所以必須配合患者的體質，才能夠發揮治療效果。因此，如果A機能性食品不行，可以試用B機能性食品，或搭配使用來增加治療的機會。」

在各種機能性食品中，腸球菌（腸內細菌）宛如獨特的存在。原本棲息在體內，與人類有共生關係的存在，是與人類互相依賴的存在。

二一世紀，這地上一切的生物，包括植物、動物、人類，如果不能共生，恐怕生物就會走向滅亡之路，所以腸球菌可以說是能夠支撐這時代健康的機能性食品。

「到底腸球菌是以何種構造來治療糖尿病，目前不得而知，但是腸球菌確實能改善糖尿病。原本是棲息在人類腸內的菌，因此腸球菌與我們的共生非常適合。」

腸球菌開闢新的糖尿病治療之路〈四八歲・男性〉

R先生是四十八歲的上班族，容易疲倦、口渴，全身體調不良，到南仙台醫院檢查，發現是界線型糖尿。

「空腹時，血糖值為一二〇mg／dℓ，合併其他檢查時，發現是明顯的界線型糖尿。如果置之不理，早晚就會變成真正糖尿病的患者，但是並非要利用降血糖劑降血糖的階段。應該是進行食物療法和運動療法就能恢復正常的患者，因此要助他一臂之力，積極進行治療，一天服用四公克腸球菌，血糖值下降為一一二mg／dℓ、九八mg／dℓ，第二個月為九六mg／dℓ，完全在正常值的範圍內。」

這半年以來，R先生每天還是服用四公克的腸球菌，實行食物療法，空腹時的血糖值還是保持在九六mg／dℓ左右。

「在這種狀態下，表示體內胰臟胰島的β細胞正在修復中，只要很有耐心地持續服用半年或一年，β細胞完全修復，不需要腸球菌，也能夠正常分泌出胰島素來。換言之，能夠防止變成真正的糖尿病，能夠根治。以某種意義而言，也許應該說是預防糖尿病吧！界線型糖尿與糖尿病的『病』之間，有微妙的差距。的確可以藉著機能性食品不會變成病，在我的醫院這樣的例子不勝枚舉。一旦糖尿治療發現是屬於界線型糖尿，是完全脫離糖尿病的機會。以往的治療認為這還不需要使用藥物，而必須利用食物療法和運動療法來治療的期間。但是變成真正糖尿病的例子並不少，利用腸球菌和甲殼質殼聚糖，在這段期間的治療可以賦予新的力量。」

新田紀夫斷言內海一定能夠抑制糖尿病的發症。

治療方向完全相反的肝臟障礙與糖尿病的患者例〈五二歲・男性〉

如果變成真正的糖尿病，新田醫生會把以往的治療納入治療體系中，嘗試新的治療法，締造了佳績。

Y先生五十二歲，嚴重的糖尿病再加上肝障礙，是難以治療的患者。

空腹時的血糖為三一六mg／dℓ，非常高。肝功能為GOT四五mg／dℓ（正常值為五～四〇），GPT為四mg／dℓ（正常值為〇～三五），還是很高。

糖尿病必須限制熱量（食物限制），而肝障礙則必須要攝取高蛋白食，所以在治療上這二種疾病是相互矛盾的，即很難進行食物療法。當然是給這位患者降血糖劑和治療肝臟的藥物，按照西方醫學的作法來做。

「我建議他服用甲殼質殼聚糖和π水，因為資料顯示二者對糖尿病都有效。我這裡也有很多的治癒例，因此我建議患者使用，但是對於這位患者卻無效。後來，我又試著使用腸球菌，一天讓他服用六公克。像我本身只打算利用腸球菌來改善，就必須大量服用。山本礙於經濟的考量，無法這麼做，因而併用降血糖劑，服用六公克的量。」

Y先生空腹時，血糖時高時低，後來就逐漸地下降了。

「開始服用以後的第六個月，空腹時的血糖值為一二五㎎／dℓ以下，還是稍高。有時候會成為一〇九或一〇〇，產生不穩定的變化，但是我想今後一定會接近正常值。實際上，已經開始逐漸減少降血糖劑的使用了。能夠保持這數值，就表示β細胞已經逐漸恢復元氣了。」

對於中等以上糖尿病機能性食品的使用方法，新田醫師把自己的研究活用在Y先生的治療上。原則上，中等以上嚴重的糖尿病要使用西方醫學藥物（降血糖劑，必要時要注射胰島素），把機能性食品當成輔助食品來使用。

血糖值下降至接近正常值時，逐漸減少藥量。減少以後，如果血糖值立刻上升，要恢復原來的藥量。仔細注意，慢慢地邁進，這是第二階段。

到了第三階段，利用這方法能夠成功地減少藥物的服用時，即減少藥物血糖值也不會立刻上升時，可以完全停止藥物的使用。

在這種狀態下，如果確認血糖值沒有急速上升，以後只要利用機能性食品、食物療法、運動療法控制即可。

「只要胰臟漸漸地恢復產生胰島素的能力，同時讓患者慢慢脫離藥物，利用機能性食品來控制，耐心地期待胰島β細胞完全復活——到了這地步時，也不需要使用機能性食品了。換言之，這是希望根治的糖尿病治療法，所以在現在的治療體系中納入機能性食品，是可做到的事情。」

Y的肝臟數值和血糖值都逐漸改善，全身倦怠等多樣化的症狀消失，現在很有元氣地工作。

「只接受現代醫學教育的醫師們，認為只有現代醫學才是治療，東方醫學或民間療法完全不具有醫療價值，這種狹隘的想法也限制了現代醫學的前瞻性。

人類身體的生物體活動非常複雜。到目前為止，西方醫學很難以醫學理論來說明一切。在更深層的分子階段，生物體的活動相當微妙，藉此來保持健康。」

新田紀夫醫師一再強調，分子階段能夠發揮治癒力量的就是食品。

甲殼質殼聚糖

●改善酸性體質，治療成人型糖尿病，防止併發症

從二方向治療糖尿病的甲殼質殼聚糖

甲殼質殼聚糖從二種方向來治療糖尿病。

①降血糖值。

②改善、治癒糖尿病所引起的併發症。

「甲殼質殼聚糖」是蝦、蟹殼、昆虫的甲殼、蕈類的細胞膜中所含有的一種甲殼質，經由化學處理，成為一種身體能夠利用的「食物纖維」。

十餘年前，日本耗費了六十億日元的研究費，在全國十三所大學進行研究，發現可以活用於醫療、農業、工業、美容等，具有非常好的作用，因此甲殼質殼聚糖一舉成名。

尤其在醫療方面，經由基礎醫學發現，甲殼質殼聚糖具有免疫力的活性化、生物體機能的活性化、防止老化、高血壓的正常化、傷口及皮膚的再生能力等廣泛的作用。在醫療現場也廣泛使用。

在醫院裡當成人工皮膚來使用，從十多年前開始，就製造成機能性食品，以便於服用。醫師們也把機能性食品當成治療輔助用食品，目前在全國各地有超過三十名醫師公會，使用甲殼質殼聚糖。

「使用甲殼質殼聚糖來治療日常生活中的感冒、失眠、體調不良、癌症、異位性皮膚炎等，都可以治療。不過，要配合患者的體質和病情，適當地使用，就能夠發揮驚人的治療效果。我是醫師，必要時會進行現代的醫學治療法，有時候也會配合氣功來治療。但是主要還是利用甲殼質殼聚糖創造好的狀態。

總之，只靠甲殼質殼聚糖就能夠改善病情，使患者能夠迅速痊癒。患者都非常高興。」

靜岡縣富士市的「東方醫學研究所」的上田正好醫師很早就注意到甲殼質殼聚

糖，也是在治療現場有效進行使用者之一。上田醫師以其經驗很有自信地說道：

「實際上，甲殼質殼聚糖對於糖尿病具有治癒、改善效果。我用甲殼質殼聚糖治療了三十位以上的糖尿病患者，血糖值的確下降，併發症也見改善，較容易治療。糖尿病會產生各種併發症。如果要用西方醫學一一進行處理，必須要讓患者服用很多的藥物。這時更要擔心藥害的問題。但是，甲殼質殼聚糖能夠喚醒原本隱藏在體內，對付各種病情的治癒力，或是予以改善，因此能夠安心使用。甲殼質殼聚糖非常適合用來治療糖尿病。」

利用粉末狀的甲殼質殼聚糖來克服糖尿病〈五三歲・男性〉

T先生〈五十三歲〉在十年前罹患了糖尿病，持續服用經口降血糖劑。數年前發現效果不彰，於是來找上田正好醫師商量。

空腹時，血糖達到二五〇mg／dℓ，全身有倦怠和發癢的現象。容易感冒，沒有元氣，知覺神經受損。

上田醫師讓他早、午、晚各服用三顆甲殼質殼聚糖，一天共服用九顆。還要他遵守從前的食物療法與原則，依然服用降血糖劑，只不過是加入甲殼質殼聚糖而已。

「到了第十天，手塚全身發癢、倦怠的情形更為嚴重，這是甲殼質殼聚糖在體內開始發揮作用時，出現的好轉反應。就好像生鏽的自來水管有新水流通時，最初裡面的鐵鏽就會流出來，水變成紅色的道理一樣。停滯的生物體機能恢復時，在弱點處會產生反應，可能症狀會暫時惡化，但是這是要通往復原之路的必經過程。服用中藥時，也會出現這種好轉反應，稱為瞑眩反應。我持續研究，能夠完全說明其意義，所以即使出現好轉反應，也要繼續服用。通常好轉反應在一週至十天以內就會消失。」

不過，出現在T身體上的反應，大約一個月以後仍未消失。

「癢沒有消失，血糖值沒改變，T心想這可能是『不健康食品』吧！他的心裡產生了不信任感。但是我在觀察T時，發現其體內似乎湧現一種較高的能量。

我想，可能是對於糖尿病還沒有出現效果吧！但是在肉眼看不到，較深層處的細胞已經開始逐漸治癒疾病了。於是，我向他說明在細胞階段的治癒情形。」

上田醫生說，細胞平均三個月更新一次，因此，在第三個月和第六個月產生明顯的變化。

「所以我拜託他至少持續服用半年，相信半年以後一定會發生好事。T勉強地答應了。」

上田醫師把以往開給他的甲殼質殼聚糖，更換為粉末狀單純的甲殼質殼聚糖。為了能提高改善疾病的力量，製成軟膠囊狀的甲殼質殼聚糖，依廠牌的不同，有的添加了維他命C、E或無臭大蒜。

上田醫師認為，也許是其中的添加物不適合手塚的體質，而產生倦怠或發癢的現象，因而讓他一天服用二次一小匙（〇・五公克）的粉末狀甲殼質殼聚糖。

「如果還是無法改善，我願意免費提供這種食品，很有耐心地等候他的聯絡。一週以後他終於打電話來了，很高興地說：『這是健康食品吔！』原來倦怠和發癢的情形逐漸消失，心情也非常好。最初血糖值緩緩降至二三〇mg／dℓ，他很高興地認為產生了效果。我也感到很高興。醫生在進行自己獨特的治療時，會屏氣凝神地等待效果出現。」

為了提高療效，上田醫師指示患者把粉末狀的甲殼質殼聚糖，一天增加為三次的服用量。同時，建議他吃香菇和洋粉，這二者解毒作用極強，有助於迅速通過好轉反應。

「以往服用的甲殼質殼聚糖，其效果終於影響了血糖值。接下來的每個月，血糖值確實下降三〇mg／dℓ，從最初開始服用七個月以後，恢復為一一〇mg／dℓ正常值。當然，發癢和倦怠的現象完全消失。現在，粉末甲殼質殼聚糖量減少為三公克，一直維持一一〇mg／dℓ的穩定血糖值。最初在到達正常值時，就停止服用血糖劑，現在利用甲殼質殼聚糖和食物療法來控制。」

T的胰臟是否恢復了分泌胰島素的能力，目前不得而知。

但是長期利用食品甲殼質殼聚糖控制，上田醫師相信其分泌胰島素的能力會逐漸復原。

「人體內隱藏的自我修復能力比我們想像中的更強。細胞經常更新，就意味著能完全治癒的可能性。」

為何甲殼質殼聚糖能改善糖尿病？

為甚麼甲殼質殼聚糖能夠使血糖值下降呢？

有各種研究發表出來，而上田醫師的說法如下：

「根據基礎研究發現，甲殼質殼聚糖能夠調節自律神經系與荷爾蒙系，而調節血糖值的是降血糖值的胰島素荷爾蒙，以及升血糖值的胰高血糖素。

這二者有如油門與剎車的作用一樣，保持血糖值維持正常，而甲殼質殼聚糖在此發揮作用，保持血糖值的平衡。

有一種現象可以證明這種說法。

糖尿病是『低血糖症』，即胰島素的功能過強，導致血糖值下降過多，可能會使意識昏迷，有生命之虞。低血糖症者要經常帶著冰糖，危險時要舔冰糖，使血糖上升。

實際上，甲殼質殼聚糖對於低血糖症也有效。甲殼質殼聚糖在體內可發揮抑制血糖值荷爾蒙胰島素的作用，藉此使下降過多的血糖恢復正常。

罹患糖尿病時，相反地能夠抑制使血糖值上升的胰高血糖素等荷爾蒙的作用，而血糖值下降——即甲殼質殼聚糖具有保持二者平衡，便其正常化的作用。

大學研究者和醫師非常關心甲殼質殼聚糖，就是因為它具有這種驚人的力量。

」

此外，甲殼質殼聚糖是自然界唯一帶正電的食物纖維，具有吸收體內多餘的糖，成為尿糖排出體外的作用。

這是經由東京農大農學部所進行的動物實驗而明白的事實，結果血糖值能大幅度下降。

此外，愛媛大學醫學部的奧田拓道教授發表研究結果，認為甲殼質殼聚糖具有使酸性體質正常化的作用，能夠改善糖尿病。

「細胞間質液酸性化時，血糖無法進入肌肉組織內。血糖要進入肌肉需要胰島素，變成酸性時，胰島素無法發揮作用。

現在成為問題的成人型糖尿病，就是因為血糖無法被使用，血糖值上升。血糖無法進入組織內而引起了各種毛病（併發症）。

服用甲殼質殼聚糖能夠刺激自律神經的副交感神經，末梢血管（毛細血管）擴張，改善血液循環，使得氧和營養無法送達的肌肉中，積存了二氧化碳和老廢物運走。新鮮的氧和血糖隨著血液循環補給到肌肉中，使生物體的活動維持正常化。適當使用血液中的糖，就能使血糖值恢復正常化。」

奧田教授從生物體學的觀點嚴格地確認了這些作用，簡單地訴說其結論。

「相信今後對於甲殼質殼聚糖還會有更多的了解。」

核酸

●從細胞階段治癒疾病的DNA食品

從三方面改善糖尿病的核酸的力量

有些尖端生命科學家說，我們的肉體是基因（DNA）的交通工具。我們即使注意健康，還是會離開這世界。基因卻會換成兒童肉體的交通工具而持續生存。

仔細想想，基因的確已經超越了肉體的有限性，是永遠持續生存地存在。自地球上有生命誕生以來，配合環境的變化，到了下一代時，會變化為容易生存姿態的我們的生命本體——就是基因。

基因是由核酸所構成的。

這十餘年來，分子生物學的飛躍式進步，使我們了解到許多疾病都是因為基因受損而引起的。為甚麼人會生病，其可能性都在基因中。掌握基因的情報，就能夠了解一切的時代已經來臨了。

在生活中，如果引發遺傳素質覺醒的關鍵，就會導致疾病發病。

大部分的成人病或癌症、過敏性疾病、慢性疾病、痴呆，以及不算是疾病的老化等，根本的原因都在於基因。「糖尿病」也是代表性的疾病之一。

糖尿病是胰臟胰島β細胞的胰島素產生能力減退所造成的，是一種細胞疾病。詳細的情形請參閱第一章。

基因是由核酸所構成的，所以核酸具有因為基因的問題，而引起之疾病的預防及改善作用。

基因營養研究學研究所代表松永政司博士，是長年研究核酸的第一個人。利用核酸追求基因階段醫療的松永博士，與其盟友杏林大學兼任講師宇住晃治博士，提倡基因營養學，而且實踐基因營養學。

「基因因為某種因素而受損時，就會致癌，或是引起代謝異常而導致糖尿病，會引起多樣化的疾病。但是身體具有修復基因損傷的力量。細胞（基因）受傷到某種程度時，還沒有等到自然更新時期的來臨就會死亡。但若能迅速進行正常細胞分裂，就能夠使正常細胞更新。這時，需要基因的素材核酸。基因的修復力可以利用豐富的核酸而飛躍提升。」

一旦腦細胞死亡無法再生，而構成身體之其他部位的細胞，平均三個月就會更新。

但是細胞因為某種理由而受損，沒有等到這期間，細胞就想要更新，這就是受損的細胞想要正常化的姿態。

這時，核酸可以由三方面來改善糖尿病。

第一——消除核酸活性氧（游離基）的作用。生物體活動在體內進行時，無可避免地就會產生活性氧。

活性氧別名「毒性氧」，具有殺死由體外入侵的細菌等作用。過剩時，就會損害自己的體細胞。結果包括癌在內，許多成人病和慢性病等會從體內冒出芽來，引起各種疾病。

糖尿病真正的原因至今仍有很多不明的部分，不過活性氧也是發病的關鍵之一。

罹患糖尿病以後，在體內容易形成活性氧。甚至有很多的醫療關係者主張，多種併發症是由於活性氧過剩而引起的。核酸能夠消除活性氧，使得β細胞的胰島素產生能力活性化，並防止併發症。

第二——核酸能夠促進受損之細胞的更新，使得失去的細胞胰島素分泌能力活性化。

第三——核酸所含的成分腺苷會抑制糖的吸收，對於糖尿病具有改善效果，也有一些其他的作用，不過，到目前為止，松永政司博士對核酸改善糖尿病的構造，了解到這種程度而已。

大量投與核酸，使血糖值遽然恢復正常化〈八十歲・男性〉

O先生（八十歲）空腹時的血糖值為一五二mg／dℓ，醫師在一九九四年十月診斷為輕微的糖尿病。最初的尿糖檢查為＋1，出現了糖。因此調查血糖，知道是輕微糖尿病。但是被稱為糖尿病權威的醫師並沒有給患者降血糖劑，沒有進行治療。

前年秋天，島本因胃癌而切除三分之二的胃，由於高齡醫師吩咐他注意飲食，觀察其情形。

翌年六月，島本的妹妹建議他服用核酸、β胡蘿蔔素、維他命C、B_1、B_2、B_6、礦物質、泛酸、類黃酮等機能性食品和維他命類。

「我住在橫濱山坡較多的地區，年紀大了，購買東西很辛苦。——後來聽說核酸不錯，服用以後真的很有元氣。即使抱著一堆東西爬坡也無所謂。

哥哥也買了一些，一天服用四顆，但是並沒有服用機能性食品。」

鮭魚的魚精中含有豐富的核酸，但是魚精不見得一定能買到，因此使用市售的油魚精製造的機能性食品。

平日O先生會在家中用尿糖試紙作檢查，八月下旬發現為＋＋。O連忙告訴妹妹，糖尿病有惡化的傾向。劍道七段的O也無法戰勝糖尿病。

也許是因為O先生好酒的緣故吧！他在動過手術以後，每天都喝三壺日本酒或啤酒。

「一週以後，定期接受血糖檢查，哥哥被醫師罵了。這時，哥哥開始擔心了，而與核酸公司商量，對方覺得哥哥的情形嚴重，於是建議一天服用三十顆。每次十顆，一天服用三次。」

O先生在一週以後，接受血糖檢查。

「空腹時，血糖下降為九四mg／dℓ，恢復正常值。以往血糖值一直沒有改善，醫生驚訝不已。哥哥認為是核酸使血糖值下降了，但是並沒有告知醫生。這是第一次下降至正常值，他擔心等到下一次檢查時，可能又會上升了。」

實際上，十一月末的檢查前一天，喝了太多酒，檢查結果不佳。

「得到了好結果以後，哥哥改為一天服用五顆核酸。可能是因為這緣故，到了十二月四日作檢查時，血糖值為九六mg／dℓ，恢復正常值，一直都如此。我覺得核酸真的使細胞恢復了健康。從去年年末起，除了血糖值恢復正常以外，連白髮都轉為灰色，甚至還摻雜一些黑色的頭髮呢！」

妹妹滿心歡喜地說著。

「哥哥服用核酸二個月以後，全身充滿了元氣。暑假時，帶領學習劍道的二十位兒童到山梨縣村中的寺廟去住，他一再強調『元氣全拜核酸所賜』，每天都好好地服用十五顆核酸。」

妹妹微笑著說，希望哥哥能夠持續服用核酸，控制糖尿病，也許有一天真的能夠痊癒呢！

低糖金剛普洱茶

●漢方食品的集合體，對於糖尿病具有特效！

漢方四千年智慧，在現代復甦的食品營養學理論

「人類營養學，食品營養學」即四千年前，在中國所編纂的世界最古老的藥學書食材書『神農本草經』。現代醫學也開始注意到這本書，建立利用食品的醫療新系統。

東京都原宿「重野哲寬診療所」的所長重野哲寬醫師，一生追求既古且新的醫療。

現代醫學全力傾注於罹患疾病的部分，或者應該說長期以來，只信賴西方醫學直接治療病情的作法，受到許多人的歡迎。但是成人病與慢性病等疾病的原因在體內深處，或是生活型態本身導致疾病的產生，這都是很難治療的疾病，現代醫學於這些疾病的看法也稍微改變了。

重野哲寬醫師在一九六〇年代初期，在北海道大學醫學部學習醫學時，也注意到荷爾蒙或酵素等，在生物體活動的更深層的根本部分的治療體系。

後來，他發現到的是利用漢方食品中的「上品」等食材，進行的治療。

上品，即能使免疫力活性化，使荷爾蒙或酵素在生物體內保持平衡，使生物體調節機能能夠發揮最理想的作用，積極創造健康的食材，而且完全沒有副作用。

「神農本草經中記載三六五種的漢方食材，分為上品、中品、下品。上品有一二〇種，別名『君藥』。在悠久的歷史中為眾人所使用，是利用人體作實驗，確認其作用。利用現代醫學進行分析、檢討，以免疫學或分子生物學的觀點來探討、檢證，確認具有神農本草經中所說的作用。」

重野醫師視疾病治療目的而搭配組合這些食材，當成治療手段的支柱來使用。

上品食材包括靈芝、黑芝麻等許多食品。在治療上容易使用的則是薏米、真珠鈣、螺旋藻、綠球藻、各種酵素、菊花等搭配組合的食品，建立了一些具有目的性（方向性）的食品群。

這些食品群依照目的別進行組合，如果需要特別強化某一部分的治療，例如癌症等時，則個別配合治療目的，加入容易發揮作用的食材。

當然，重野醫師是現代醫學的醫師，因此，對於一些現代醫學能夠提出有效治療藥的疾病，也會利用現代醫學來治療，但是重野醫師醫療的基本，還是利用食物原動力食品來進行綜合治療。

「就像不倒翁一樣，重心在底部，即使推倒了又會立刻站起來。不倒翁的復原力可視為自然治癒力。復原力的根源埋於重心部，因此越重復原力越強。食品原動力就是這重心。更廣泛而言，平常所吃的食品就是重心，但是現在因為加工食品的泛濫和飲食偏差，導致重心非常輕。所以現代人的自然治癒力非常低。食物原動力食品是下意識加重這重心的食品。」

重野醫師對於各種不同的疾病也開發了不同的重心。

將焦點集中在糖尿病上的重心，是「低糖金剛普洱茶」。

「基本上，食物原動力食品可以恢復健康，調整生物體機能。如果要治療糖尿病，再飲用低糖金剛普洱茶，確實能夠改善成人型糖尿病（胰島素非依賴型）。」

由於糖尿病治癒例的事實很多，重野哲寬醫師所說的話充滿了力量。

利用金剛普洱茶控制理想血糖值〈五六歲・男性〉

宮崎市電子回路設計師林先生（五十六歲），在一九九三年五月知道自己罹患糖尿病。

空腹時的血糖值為二六〇mg／dℓ。

「最初以為可能是弄錯了，因為沒有自覺症狀。但是一個月以後再檢查，血糖值依然不變，我才知道自己真的是罹患了糖尿病——。」

林先生並不高，當時，體重七五・五公斤，很明顯地是肥胖體。林先生的腸胃很好，是個大食漢。少年時就是健康寶寶。

肥胖再加上承受壓力較大的工作，結果罹患了典型成人型糖尿病。

服用降血糖劑，在醫師的指導下開始減輕體重。一天攝取的熱量減少為一六〇〇大卡，後來降至一四〇〇大卡。

「體重的確減輕，十一個月以後減輕為五八・五公斤，血糖值也順利下降。一年以後為一二九mg／dℓ。不過可能因為極端限制熱量的攝取，覺得身體倦怠，臉色憔悴有如病人一般。到了冬天，非常寒冷，無法工作。血糖值下降反而對身體不好——於是，我來找重野醫師商量。」

十四年前，林先生的妻子為了維持健康，服用重野醫師的食物原動力食品。她在年輕時因為胃下垂而很瘦，體重三十七公斤。服用食物原動力食品以後，體重五十七公斤，全身都恢復了健康。

「但是我不信任食物原動力食品，認為只有藥物才能夠使我恢復健康，這種先入為主的觀念揮之不去。可是因為糖尿病導致體調瓦解以後，開始注意到這一類食品。重野醫師說：『目前血糖值下降，是因為服用降血糖劑的緣故，降血糖劑必須持續服用一生。研究資料顯示，持續服用降血糖劑可能會短命。二十年前，這問題在各治療機構成為一大問題。』所以我了解到服用降血糖劑，保持正常血糖的身體非常重要。」

林先生基本上使用食物原動力食品，以及為了預防與治療糖尿病，飲用重野醫師所開發的「低糖金剛普洱茶」。

金剛普洱茶是與神農本草經的上品食品搭配組合而成的茶，最初是肝臟為主，然後使全身活性化的物質。

其中混入了靈芝、決明子、抗菌花、番果葉、杜仲茶、苡仁、宇金、桑上寄生、五加參、陳皮、魚腥草、柿葉、金針茶、海藻、裡白樫、問荊、糙米、普洱茶。在這些物質中，加入能夠提高糖代謝的上品中的一種物質，而成為低糖金剛普洱茶。

到底是甚麼東西呢？重野醫師礙於是處方上重要技巧的問題，因此沒有公開發表。

「飲用低糖金剛普洱茶以後，漸漸地覺得全身湧現了氣力——自從實施食物療法以後，慢慢減輕的體重開始恢復了，現在固定在六三公斤左右。當然，已經不再服用降血糖劑，血糖值卻能維持在正常值的範圍內。血壓、膽固醇都很正常。在醫院每二個月進行一次檢查，醫生說：『你是糖尿病的優等生。』

當然，因為年齡的緣故，可能會出現一些成人病。但是拜食物原動力與低糖金剛普洱茶之賜，現在能夠維持完善的健康狀態。這就是所謂的一病息災。藉著糖尿病之賜，而得到了成為一生之友的機能性食品——。」

但是重野醫師吩咐其務必要嚴密注意自己的糖尿，林先生也感受到一生必須要好好控制自己的體重。

「尤其是家人中有糖尿病的人，必須要注意過剩的體重，因為糖尿病家族系統的人一定會發病——實際上，我就是糖尿病家族系統的一份子。」

利用食物原動力、低糖金剛普洱茶、食物療法，使重野醫師治好了無數的糖尿病患者。

其中也有很多在報紙上經常出現的名人。

改善對於工作造成不便的症狀〈六十歲·男性〉

六十歲的著名音樂家因為糖尿病而接受重野醫師的診療，那是一九八八年五月二七日的事情。

空腹時，葡萄糖濃度（正常值一一〇mg／dℓ）為三六五mg／dℓ，有異常的疲勞感和口渴，驟然消瘦等自覺症狀，非常嚴重，甚至妨礙了演奏活動。於是，利用食物原動力食品的食品群與低糖金剛普洱茶，以及少量的漢方藥開始進行治療。

六月十七日，葡萄糖值為三四一mg／dℓ，開始逐漸下降。

七月七日，葡萄糖值為二五八mg／dℓ，一口氣下降了八三，即在體內開始進行生物體調節機能的恢復，疲勞感消失，覺得體調很好。

八月一日，葡萄糖值為二七三mg／dℓ，稍微上升。

九月二八日為二三八mg／dℓ，病情時好時壞，本人的體調卻非常好。每天練習的時間也延長了。

到了一九八九年一月二十日，葡萄糖值一口氣下降為一五八mg／dℓ，生活中充滿了幹勁。

但是同年六月十日，葡萄糖值卻上升為二〇七mg／dℓ。這期間的情形不得而知，不過推測可能是體調恢復，而忽略了生活的節制與食物療法吧！根據重野醫師的病歷，發現在一年後的一九九〇年五月，葡萄糖值下降為一四二mg／dℓ，後來順利改善至下降為一一〇，一直保持穩定狀態。

「現在比別人更有元氣，練習好幾個小時。每一階段四小時的演奏，都能夠輕鬆地進行。原本八十四公斤的體重，降至七十六公斤，剛剛好。」

非常了解繪畫與音樂等藝術，甚至也寫下有關這方面研究書籍的重野醫師，深受藝術家們的信賴。

SOD樣食品

●只要消除活性氧就能夠改善糖尿病的併發症

引起活性氧的糖尿病併發症

活性氧別名「毒性氧」，近年來由醫療關係者證明其與發病具有關連性。

地上的生物沒有氧就無法生存，但是活性氧與我們呼吸時吸入的氧是完全不同的。

容易與物質反應的就是活性型的氧。原本身體為了抵禦外敵，需要在體內產生活性氧。當細菌、病毒、異物侵入體內時，能夠立刻與其結合、反應，而將其破壞。

在體內製造的活性氧，有O_2、H_2O_2、OH、$^1O_2$這四種。如果活性氧適量，具有強大的殺菌力，能夠保護身體。但是在體內過剩產生時，會有害自己的身體。

與自己的細胞和基因反應，而使其受損，會致癌，促進老化，

過剩的活性氧會使身體氧化，就好像鐵和空氣中的氧反應，會生鏽一樣。身體也會因為活性氧而生鏽。甚至有一些活性氧的研究者認為，這是老化的根本原因。活性氧可說是雙刃劍。

「成人病、慢性病的原因，大都在於過剩的活性氧。活性氧與身體的脂質反應，會形成過氧化脂質，會直接引起成人病、慢性病與疑難雜症，還有糖尿病、腦中風、心肌梗塞、肝臟疾病、白內障、過敏性皮膚炎、過敏性疾病、風濕、腎臟疾病、不定愁訴、皺紋、斑點等，不勝枚舉。」

鹿兒島縣出水市「野島醫院」的野島政男院長，很早就注意到活性氧的害處。

根據自己的經驗，他斬釘截鐵地說道：

「食品添加物或化學藥品進入體內，或是持續承受壓力時，在體內會大量增加活性氧。激烈運動或強力紫外線也會發生活性氧，也會因感染症而增加。

還好身體有去除活性氧的「SOD＝超氧化歧化酶」這種酵素，能夠消除增加過多的活性氧。藉著SOD酵素的作用，使體內的活性氧量保持平衡。

但是到了四十歲時，身體產生SOD酵素的能力遽減，因此無法消除過剩的活性氧。從這年紀開始，成人病、癌與疑難雜症增加，老化也逐漸明顯——。」

糖尿病，尤其是成人型糖尿病，從這年紀開始急速增加。目前糖尿病的原因仍未確定，但是很多研究者認為這是一種老化現象。

換言之，活性氧的增加與糖尿病的發生有關。

SOD樣食品能去除活性氧，治療糖尿病的併發症

步入四十歲以後，SOD酵素的產生遽減，這是一種老化現象。因為這緣故而無法順利消除活性氧，以致促進糖尿病的發生，也可能因為糖尿病會產生併發症，所以只要補充缺乏的SOD酵素，應該就可以了吧！由於有此想法，而開發出了「

SOD樣食品」。

「AOB＝抗氧化物質」，這都是能夠消除活性氧的抗氧化物。大家都知道，具有強大抗氧化力的是維他命E、C、A。當然，這些物質含量越多，食品越好。

此外，經常暴露在太陽下，接受紫外線照射的樹木或蔬菜的葉子，一般而言具有強力的抗氧化作用。暴露在紫外線中，不只是人類的皮膚，連植物的葉子都產生大量的活性氧。但是為了保護自身，免於活性氧之害，葉的部分具備高度的抗氧化力。

綠茶、烏龍茶、紅茶、蕺草、柿葉茶等，幾乎所有的茶和健康茶都是強力的抗氧化食品。尤其把綠茶磨成粉末，整個吞下的玉露，能夠阻止過氧化脂質之害。這是經由愛媛大學醫學部的奧田拓道教授證明的事實。茶會經過炒煎、蒸、發酵等加工的處理。不只是為了使味道濃厚，也是為了將其分子低分子化，能夠有效地消除活性氧。

除了茶以外，大豆、蕈類、核桃、生薑、荷蘭芹、芝麻、蘿蔔、洋蔥、蒜、胡蘿蔔、黃綠色蔬菜、海草、黑色的食品等，具有消除活性氧的作用。但是新鮮時，抗氧化力較強，經過一段時間以後，食品中就會積存活性氧，必須要注意。

食品直接吃當然有效，如果要治療糖尿病與併發症，使用低分子化的物質更有效。SOD酵素大都是高分子，容易與蛋白質結合，直接吃進嘴裡時，難以發揮作用。因此要利用加熱處理或遠紅外線烘焙等方法，切斷它們之間的聯繫。低分子化的多種類SOD樣物質組合，就能夠消除活性氧，現在已經開發出很多這一類的「SOD樣食品」了。

下意識地多使用低分子化的SOD樣食品，用來改善糖尿病，治療併發症的醫師逐漸增加了。野島政男醫師也是其中之一，多樣化的SOD樣食品和抗氧化物質，以及抗氧化力極強的「氧化還原電位水」，併用展現的治療成果。對象大都是成人病、慢性病、癌症等患者，其中也包括糖尿病患者。

動脈硬化症、腎臟疾病、網膜症等糖尿病的主要併發症，原因來自血管障礙。血管障礙是因為活性氧所產生的過氧化脂質所造成的。

糖尿病會使活性氧在體內增加，利用SOD樣食品等去除活性氧，就能夠防止及改善治療糖尿病的併發症。

利用活性氧消去食品避免切斷左腳！〈五五歲．男性〉

「M在妻子的陪伴下來到本院時，已經露出了死相。」住在京都的郵局職員M（五十五歲），在一九九四年十月二十一日來到鹿兒島縣出水市的「野島醫院」。

M長期過著糖尿病生活，併發症遍及全身。臉出現嚴重的腎症現象，發黑，皮膚冰冷，無法自己步行。每天注射胰島素，但是空腹時血糖值仍在二〇〇至三〇〇mg／dℓ，有時候甚至出現低血糖的現象。

胰島素量早上十二單位，晚上六單位。在左腳出現併發症之一的壞死症狀。

「M先生聽京都的主治醫生說：必須動左腳脖子以下的切斷手術。實際上，左腳的食指與中指已經動過手術了——但是傷口無法癒合，不斷地化膿，而且已經惡化至腳脖子關節。出現漏腔，即穿孔的現象，就好像管子進入關節一樣。這種狀態除了切斷以外，別無他法。可是他卻無法下定這樣的決心，希望你能幫助他。」

野島醫師認為這疾病是患者本人的生活和飲食生活所造成的，所以患者本身唯有改善自己的生活，才能夠治好疾病。因為這種信念而致力於啟蒙活動，在全國各地進行演講。

M先生的妻子因丈夫的疾病而對糙米菜食感到關心，去聽在大阪所進行的野島醫師的演講，認為野島醫師能夠治好自己的丈夫。

M住院，接受基於野島醫師獨特醫療哲學的治療。

「我把治療重點置於消除活性氧上，配合每位患者的不同，而建立不同的治療方針。但是像片岡的情形，糖尿病與全身的併發症，使得維持正常生物體活動的機能完全紊亂，因此導致手術後傷口無法完全修復，所以要先恢復免疫力和自然治癒力等基本的力量——。」

野島醫院讓住院患者吃無農藥食品，喝具有強力去除活性氧作用的氧化還原電位水。如果願意還可以接受野島政男醫師用自己的手掌發出「氣」的外氣功治療。野島醫師也是一位具有外氣功能力者。

除了食物以外，按照癌患者的希望，還可以進行格爾森療法（青汁等）。

「M的情形因為血糖值很高，所以當然需要注射胰島素，但，還是要服用消除活性氧食品『超級一山』與『南風』。」

超級一山是韓國古代和尚所使用，以鹽為基礎的健康食品，野島醫師確認其具有消除活性氧的強大力量。

「南風是台灣的消除活性氧食品。台灣的林醫師告訴我能夠改善糖尿病，因此我也使用。尤其對於糖尿性網膜症、糖尿性腎症、神經障礙，具有很好的治療效果，所以我想對片岡的腳可能會有好處，於是和超級一山一起使用。」

野島醫師將具有強大活性氧消除力的機能性食品，使用在糖尿病的治療上。除了改善併發症以外，也希望能夠改善糖尿病。

胰臟胰島β細胞的胰島產生能力的減退，是一種老化現象。但是活性氧與肉體的老化有密切關係。老化是在肉體的長年生命活動中，被產生的活性氧氧化的意思。

「因此利用活性氧消去食品（ＳＯＤ樣食品），恢復及改善肉體機能之一的胰島素產生能力，以此假設來進行治療——當然，目前無法確認只需要南風，而不需要胰島素。」

正如野島醫師的期待，Ｍ在住院以後，身體逐漸恢復了活力，左腳的化膿現象也逐漸改善。黑色的皮膚恢復正常化，全身充滿元氣。

血糖值慢慢下降，腳的化膿現象逐日改善，傷口收縮。不到二個月，Ｍ就能夠在醫院中及周邊散步了。

「傷口結痂，翌年的一月六日Ｍ出院了，當時空腹時的血糖為一九〇㎎／dℓ，以往只靠胰島素一直無法下降，現在一直維持在一九〇左右。我想，今後還會一直下降，這是值得大書特書的事情。出院時，有時候已經降至一五〇㎎／dℓ左右，大概再花些時間，就可以恢復正常的血糖值。M恢復元氣，食慾旺盛，以這樣的狀態來看，一九〇還是好的現象呢！」

脫離切斷左腳及影響生命的危機

糖尿病必須要限制飲食，如果有生命之虞的人食慾旺盛，以某種意義而言，也表示了活下去的慾望，同時也影響心情，所以只限制飲食不見得是件好事。

野島醫師不會強制壓抑患者的食慾，而患者住院二個月便出院的原因是：

「M在出院以後回到京都，又回到原本建議他切斷左腳的主治醫師處接受檢查。到其他醫院接受治療以後，才到我這兒來——主治醫師當然很不高興，只是看了M的左腳一眼，好像是在說：『這義肢裝得不錯嘛！』他看到的是不再化膿，完全痊癒的左腳。以往他所看到的是穿孔，流膿，大半壞死的腳，根本無法想像這是真正的腳，所以認為他可能是裝了義肢。

但是M告知其這非義肢，而是治癒的腳時，醫師臉色蒼白。M打電話給我，告知我這件事。我也是醫師，我能了解這位醫師的心情，以前，如果我看到這樣的腳，也許也會建議患者動切斷手術。

這絕對不是值得驕傲的事，只是我知道現代醫學還不了解的消除活性氧食品而已，只能說M和我的運氣都很好，很有緣，有幸遇到消除活性氧食品。

現代醫學沒有決定性治療法的疾病多不勝數，我相信在這世界上一定存在著適合這些疾病的治療法和機能性食品。當然必須看看是否曾有人遇到這些方法或食品，以及能夠知道這些方法的醫師和治療者，但是在此之前『不願意切斷腳』片岡本身強烈的意志，才讓他有這種強運——。」

野島政男醫師認為不論遇到任何疾病，都不能夠放棄，因為在這世間一定有能夠治療疾病的可能性。一定要拼命地去尋求，要多找尋一些情報，就會發現治療的方法。一年以後，M還是非常有元氣，並沒有併發症惡化的現象，回到工作崗位上，騎著自行車在市內巡迴。

當然，還是每天服用消除活性氧食品。

刺五加

●增強生物體抵抗力的王牌，併用於糖尿病治療有卓效

抑制血糖值

「刺五加」是自生於北海道的山野，屬於五加科而長滿刺的樹木。也分布於中國和俄羅斯。最近，特別將西伯利亞產的稱為「西伯利亞人參」。

五加科的植物具有很多神奇、有用的藥效，其代表就是高麗人參與田七人參。

刺五加具有獨特的的作用，能夠給身體抵擋寒暑、壓力等惡劣條件的力量，能夠提升對於化學藥品或細菌感染的抵抗力，預防疾病。此外，將肉體能力提升到極限的功能，也相當的卓越，因此，在昔日蘇俄時代就深受奧運選手們的喜愛，獲多面金牌，相信各位記憶猶新。

世界著名的食材、藥材之書，中國的『神農本草經』中記載它為高貴之藥。在古老的藥學書『本草綱目』中也說「擁有一把刺五加，不需要一車的金銀」，說明

它是相當珍貴的東西，關於其效能，當時的作者李時珍是這麼說的：

「養命以應天。無毒，多服，久服也不傷人，輕身、益氣，適合想要長生不老者。」

亦即刺五加能夠當成萬能藥長期服用。二十年前，蘇俄與中國利用科學方式分析刺五加的藥理作用。所以，在四千年前就強調刺五加的萬能性，絕對不單是中國特有的白髮三千丈的誇大形容就足以描述的，其基礎效用的確有臨床上的證明。

藥理作用遍及九大範圍。

①增強免疫機能，②促進與調節內分泌系（荷爾蒙）的機能，③使物質代謝機能亢進，④改善及治療心臟血管、中樞神經系統疾病，⑤調節新陳代謝機能，⑥提高對疾病的抵抗力，⑦安定精神、加深睡眠、增進食慾、強精強壯，⑧改善高血壓、冠狀動脈硬化症等，⑨治療白血球減少症。

在昔日蘇俄從太空人到奧運選手，一些擔任國家任務的人經常服用，這都是確認臨床試驗的成果才使用的。依職業種類之不同，調查作業能力提升的情形，結果確認能夠明顯地提升能力。藉由動物實驗，也出現肉體超人化的驚人結果。

進行老鼠持續游泳時間的實驗，發現服用刺五加之後，持續力提升了五〇％。

用老鼠進行攀繩運動，結果發現能力提升了二五％。

實際利用患者進行臨床實驗，發現能夠明顯地改善如下疾病的病情：

①抑制糖尿病的血糖值作用，②具有抗壓力作用，保持生物體恆常功能，③對於自律神經失調症的治療展現好的成果，④利用促使免疫機能活性化來防治感染症，⑤結核患者體力增強、好轉，⑥高血壓、低血壓的安定化，⑦對粥狀動脈硬化症有極高的改善效果，⑧促進性腺荷爾蒙的分泌，⑨投與智障者，發現正常狀態所占的時間增加，⑩改善大腦上部毛病，⑪抑制心律不整及心肌症所造成的心肌萎縮作用，⑫改善外傷，⑬改善皮膚障礙，⑭促進早產兒的發育，⑮能夠改善心肌風濕症。

此外，也有促進血清白蛋白增加的作用，使得全身新陳代謝旺盛，利用這些綜合力，就能夠提升健康恢復力。一般會注意到的是糖尿病的降血糖作用，但是其藥理作用是②與③所造成的。而糖尿病所引起的併發症，利用這些多樣化的藥理作用，就能夠改善疾病。

關於糖尿病的臨床實驗，不勝枚舉，事實上，在昔日的蘇俄也治好了無數的糖尿病患者。

給糖尿病性陽痿報佳音！

昔日蘇俄的研究者，利用糖尿病模型鼠進行刺五加的動物實驗，對於胰臟的胰島素分泌受阻的老鼠，每一公斤的體重投與一毫升的刺五加精（濃度五％），一日投與兩次。結果尿中的葡萄糖減少二分之一，體重減少範圍縮小，壽命延伸兩倍。

米西錢克博士則利用人體進行臨床實驗。

對於擁有多樣化併發症的二五位糖尿病患者，除了原來的治療以外，同時也投與刺五加，幾乎對於所有的併發症而言，都出現以往的治療不曾出現的改善效果。尤其對引起高血壓、低血壓的患者有特別顯著的療效。

當然，米西錢克博士的治療是改善糖尿病，但是對於境界型或輕度糖尿病，如果併用降血糖劑胰島素的投與，則能夠使效果倍增。

根據達爾迪莫克博士等人的研究，發現刺五加中所含的配糖體，具有如同胰島素一般的作用，能夠修復因為糖尿病而吸收葡萄糖能力減退之細胞的細胞膜。

服用刺五加以後，能夠去除口渴、倦怠等糖尿病特有的不快症狀，全身舒暢，這是由於細胞膜得到修復使細胞功能活性化，糖的吸收變得順暢所致。

刺五加中所含的配糖體，包括甾醇、香豆素、末素、黃酮、三類萜、酞等，種類繁多。這些配糖體都具有使生物體活動維持正常化的重要作用，利用這些綜合力改善併發症的糖尿病患者不計其數。

「黃酮」，具有擴張冠狀動脈使血液量增加的作用，能夠順利地將氧、營養供給到心肌。此外，能夠改善末梢的血液循環，防止併發症。

「香豆素」，具有強大的鎮靜效果，能夠調整自律神經，保持生物體機能的平衡。

「甾醇」能夠使性荷爾蒙活性化，改善糖尿病性陽痿。在中國哈爾濱第一醫院的臨床實驗，對於勃起不全的三九名患者投與四～五週的刺五加，五三％的患者得到改善。報告書中說明怒張硬度改善六六％，性交持續時間延長五三％，在這一方面顯現強力的效果。刺五加能夠提高糖尿病患者的ＱＯＬ＝生活品質。

別名西伯利亞人參的刺五加，以俄羅斯所產的品質最佳，當成茶葉遍地加以利用。味道極佳，進入糖尿病年齡層而且有肥胖傾向的人，為了預防糖尿病，平常就要飲用。能夠創造一個抵抗壓力的肉體，提升原有的能力，享受各方面的優點。

鯊魚軟骨

●阻止新生血管的形成治療糖尿性網膜症，防止糖尿性腎症

備受矚目的固體癌壞死的特效物質「鯊魚軟骨」

美國自一九九四年以來，掀起了利用鯊魚軟骨縮小或使固體癌消失的旋風。

固體癌會將自己製造的血管朝四面八方延伸，奪取正常細胞的營養而增殖。然而，如果服用鯊魚軟骨粉末，癌細胞無法形成新的血管，過剩的增殖無法得到適當的營養。在這種狀態下，腫瘤因為營養而失去了能量，最後就會開始縮小而壞死。

在這一年二月的電視新聞節目「六十分鐘」中，報導八名乳癌患者服用鯊魚軟骨後，八名患者的癌細胞都死亡，得到極佳的臨床結果與治療成果。而利用鯊魚軟骨克服前列腺癌的前拳擊好手，也到節目中述說經緯，引起極大的回響。

鯊魚軟骨不僅對於癌，同時也具有阻止新血管形成的作用，因此，鯊魚的變致癌率為人類的一〇〇萬分之一。注意到這一點，考慮將鯊魚軟骨活用在醫療上而進

行研究的威廉・藍博士，花了十二年的歲月了解其構造，並將其實用化。

利用鯊魚軟骨阻止新生脈管（血管）形成作用而加以治療的疾病，除了癌症以外，對於因血管的新生而產生或導致惡化的疾病，鯊魚軟骨都能夠奏效。

例如，血管系的併發症較多的糖尿病，鯊魚軟骨的效用所向無敵。

「鯊魚軟骨」能夠改善糖尿性網膜症

在日本，治療癌症的名醫森重福美醫師最早將鯊魚軟骨納入醫療現場。

森重醫師除了在千葉縣的白里町開設「森重醫院」以外，也在福岡縣開設專門治療癌症的「森重癌症診所」，將西方醫學、手術和機能性食品，以及基於分子整合醫學的大量維他命療法等搭配組合，在癌症的治療上展現極大的成果，深獲患者的信賴。

的確，鯊魚軟骨對於胃癌、肝癌、上頜竇癌等固體癌具有強力縮小的效果。對於末期癌的患者，我也會投與鯊魚軟骨，產生很好的結果。

但是，除了癌症以外，鯊魚軟骨也能夠改善或抑制糖尿性網膜症、糖尿性腎症。此外，我也利用鯊魚軟骨治好了慢性關節風濕。我想，鯊魚軟骨還隱藏著很多不為人知的適應效果吧！

當然，森重醫師很少單獨使用鯊魚軟骨，而是在廣泛的治療手段中加入鯊魚軟骨，有數種疾病能夠藉此提升療效。

一種就是癌症，此外，還有糖尿性的網膜症及腎症。

「在美國及古巴的醫院也使用鯊魚軟骨來治療糖尿性網膜症及腎症，但是我們使用後，效果更為提升。」

長期間以來，糖尿性網膜症成為成人以後失明原因的第一位，是最可怕的糖尿病併發症。詳情在第一章已有說明，在此簡述說明一下。以照相機而言，相當於底片的就是網膜。網膜出現毛病，就是所謂的網膜症。

從眼球進入的影像映在網膜上，傳達到視神經，送達到腦，這個網膜遍布著稱為微血管的網狀微細血管。罹患糖尿病時，這個微血管就會形成血管瘤這種血瘤。在此階段若不能夠適當地控制血糖，則瘤會破裂，引起眼底出血。如果能夠在此階段控制血糖值，就極有可能復原，也不會留下視力障礙。

但是，若未進行適當的治療，就會形成增殖網膜症這種失明的前階段。在眼底部分會產生很多脆弱、容易破裂的新血管，視力在此階段急速地減退。漸漸的，脆弱的新生血管會引起大量出血而造成失明。

對於具有引起大量出血危險性的新生血管，鯊魚軟骨能夠抑制其形成，藉此能夠防範失明於未然。

「阻止新血管的形成，是很難能可貴的事情。對於糖尿性網膜症而言，鯊魚軟骨的確是救星。」

森重醫師用手捏了一些粉末狀的鯊魚軟骨，拿到明亮的窗邊讓我們一探究竟。

對於可怕的糖尿性腎症併發症也有效

「在罹患糖尿病十年以後，會引起糖尿性腎症。尿中會持續出現蛋白。」

腎臟是有如由微血管一般聚合而成的臟器，體內的不純物或毒素等不適合身體的東西都在此過濾，隨著尿一起排出體外，扮演重要的角色。

如果這個作用無法順暢地運作，則不能期待在體內的有害物質就蓄積在體內，嚴重時會引起尿毒症，甚至死亡。

腎臟因為糖尿病而引起糖尿性腎小球硬化症，造成細小動脈玻璃化時，會減弱腎臟的功能，對生命活動造成重大的影響，因此，必須進行人工腎臟透析療法。因為糖尿病而接受人工透析的患者，占所有透析患者的第二位。人工透析一次五小時，一週進行三次，會大大地影響到平日的生活。

「鯊魚軟骨具有防止在腎臟出現之異常血管狀態的作用。藉此能夠改善及防止糖尿性腎症。罹患糖尿病十年、二十年的人，也許目前無大礙，但是為了預防腎症，還是要服用鯊魚軟骨。我認為到此地步的治療，一日只要十公克就能夠奏效。」

擁有治療體驗和威廉・藍博士等人的基礎理論做後盾，因而森重醫師自信滿滿地這麼說。

山白竹（箭竹）精

●隱藏著修復β細胞異常的力量

從β細胞的胰島素分泌不全與併發症兩方面來改善糖尿病

山白竹（箭竹）精是抽自山白竹葉中的液體，是用熱水溶解這細胞的細胞膜而得到的細胞液。

自古以來，山白竹精就成為糖尿病，胃腸疾病、高血壓、潰瘍、吐血、便血、排尿不順等症狀的民間藥來使用。冬眠後甦醒的熊，會連續數日吃山白竹葉，調整身體的平衡，然後再進行真正的活動。觀察到這一點，眾人認為山白竹可能隱藏著「使生物恢復元氣的力量」。

從一九六三年開始，大谷孝吉博士和星藥科大學等許多大學，以科學的方式來分析山白竹精的藥理作用。後來陸續發表了山白竹精對於諸多疾病的臨床實驗結果。證明了造成廣泛效果的是「山白竹活性多糖體」。

根據我們的研究，了解山白竹活性多糖體具有如下的藥理作用：

①細胞賦活作用，②淨化血液作用，③免疫力賦活作用，④促進創傷治癒作用，⑤造血作用，⑥促進新陳代謝作用，⑦殺菌、制菌作用，⑧脫臭作用，⑨抗過敏作用，⑩維他命保護作用，⑪鎮咳作用，⑫強心作用，⑬抗壓力作用，⑭消炎作用，⑮腸蠕動作用，⑯去膽固醇作用，⑰保護粘膜作用，⑱抗潰瘍作用，⑲制酸作用，⑳強肝作用，㉑止血作用，㉒強精作用。

一種物質能夠發揮如此廣泛的作用，的確是非常罕見。具有如萬能藥一般的作用，而且星藥科大學的研究者們證明山白竹精沒有毒性，能夠安心地使用。

因為這些藥理作用，使得很多疾病得到改善，治癒或能夠防範於未然。在學會及藥學雜誌中依疾病部位別而發表對於如下的疾病有效。

①臟器—糖尿病、肝炎、肝硬化、肝癌等，②呼吸器官—支氣管炎、肺癌、肺結核、肺炎，③血液的循環系統—心肌梗塞、腦中風後遺症、動脈硬化、高血壓、腦軟化症、白血病，④消化器官—胃・腸・食道的發炎與潰瘍、癌症，⑤皮膚—香港腳、異位性皮膚炎、濕疹、面皰、雞眼、凍傷、蚊蟲叮咬，⑥下半身—痔瘡、尿道炎、膀胱炎、陰道炎、子宮肌瘤、強壯，⑦喉嚨—扁桃腺炎、瘜肉，⑧口腔—口

內炎、舌炎、口唇炎疱疹，⑨鼻—鼻茸、鼻炎、嗅覺障礙，⑩眼—病毒性結膜炎、瞼腺炎，⑪耳—外耳炎、中耳炎，⑫齒—齒槽膿漏、齒肉炎。

除此之外，對於傷風、流行性感冒、燙傷、割傷、創傷等都具有卓效。

雖然確認對這些疾病有效，但是並不因此而建議只利用山白竹精來治療這些疾病。

現代醫學對於任何疾病都擁有進步的治療法，因此，最好依正規的醫療系統，首先進行適當的治療，再利用山白竹精來補強。這是最具效果的方法。

由此意義來看，對於糖尿病而言，山白竹精也能夠發揮其他機能性食品所不及的治療及改善效果。

對於現代醫學也束手無策之愛妻的糖尿病苦思解決之道

星藥科大學藥理學的柳浦才三名譽教授，基於藥理學的立場，對糖尿病做特別深入的研究。其愛妻在十八年前罹患糖尿病，擁有各種併發症，他親眼目睹愛妻的痛苦。

柳浦才三醫學博士在一九九三年，針對門診、住院共八名患者，利用山白竹精對糖尿病病患進行臨床治療，在「星藥科大學紀要」中發表其成果。他進行臨床實驗的關鍵，就是因為親眼看到妻子利用山白竹精改善了糖尿病。

「妻子的糖尿病歷長達十幾年，為Ⅱ型（成人型＝胰島素非依賴型）糖尿病，當然，也口服降血糖劑，空腹時血糖值為二四〇mg／dℓ，有時為二八〇、三〇八等，一直在較高的數值上起浮。

到了一九八九年，已經出現末梢神經的疼痛。此外，還有胃腸障礙、肝功能異常、腎功能異常、腰痛等糖尿病的併發症出現，本人感到很痛苦。當時平均血糖值為二四四mg／dℓ，體重為七〇公斤，是明顯的肥胖體。」

一九九二年一月，空腹時血糖值竟上升到四二〇mg／dℓ。

使用降血糖劑，經常會出現反彈性的高血糖。

柳浦博士在此階段讓妻子注射胰島素。妻子因為壓力太大，有多食量的傾向，即使投與胰島素，血糖值的變動也有很大的起浮。到三月底為止，整整三個月注射胰島素，其間平均血糖值二五三mg／dℓ，仍然很高。柳浦博士也指導飲食與運動療法，但是妻子的體重並未減少。

這一年的七月，妻子在自宅從樓上跌下來，腰椎骨折而住院。住院中較容易對患者進行生活管理，柳浦博士趁此機會徹底讓她實行食物療法，並且投與胰島素。但是因為難以控制食慾，因而無法順利地進行食物療法。

結果，翌年一月出院時，體重減輕為五二公斤，血糖值為一七〇mg／dℓ，出現發病以來最好的狀態。但是，出院後，妻子又回到原來的生活方式，柳浦博士唯恐糖尿病的大敵肥胖再現，以及血糖值再度上升。好不容易得到住院的機會而拼命改善的狀態，難道沒有加以保持的方法嗎？出院的妻子又回到原來的生活方式，讓他憂心忡忡。

「在一籌莫展的狀況下，心中突然浮現山白竹精的念頭。」

投與一個月的山白竹精血糖值恢復正常

開始注射胰島素一年以後，到了一九九三年二月，柳浦博士利用山白竹精治療妻子的疾病。

一九七七年，柳浦才三博士曾使用星製藥開發的，利用熱加水分解的山白竹精，投與老鼠進行大規模的藥理學試驗。

「根據實驗的結果發現，山白竹精沒有毒性，而且具有多樣化的藥理作用，很明顯地，對於糖尿病的併發症與降血糖都有效。我在當時對於山白竹精最期待的，就是經由動物實驗發現具有『抗壓力的作用』。糖尿病是很容易因為壓力而導致藥物和胰島素的效果產生極大差距的疾病。妻子是屬於心思細密、較能夠承受壓力的人。所以胰島素和口服藥的效果不彰，我想原因可能在此吧！因此，希望能夠借助山白竹的抗壓力作用。

觀察因糖尿病而住院的患者，有些症狀類似的患者在聞花時，臉上表情豐富，關心醫院庭院中的小動物，藥物對這些人較能奏效，總之，越是能夠緩和自己情緒的患者，就越能夠紓解壓力，同時也能夠提升復原力。」

壓力會直接影響荷爾蒙的分泌。

當感覺到危機或緊張度較高時，體內就會生產腎上腺素和降腎上腺素等處理緊急事態的荷爾蒙。這些荷爾蒙會加速心跳，使肌肉緊繃，為了增加戰鬥的能量，導致血糖值上升。

「能夠使血糖值正常化的胰島素也是一種荷爾蒙，壓力當然會抑制胰島素的生產。因此，壓力堪稱是糖尿病的大敵，這從生理學的觀點來看，是毋庸置疑的事實。」

在投與山白竹精之前，胰島素投與量為四〇單位，血糖值一七〇mg／dℓ，體重減輕為五十公斤。一日三次共投與六毫升的山白竹精，同時一天注射的胰島素降為二八單位。

開始投與山白竹精經過一個月，到了三月二八日，空腹時血糖值為八五mg／dℓ，自發病以來，終於進入正常值的範圍（七〇～一一〇mg／dℓ）。體重方面則因為在自宅過著自由的飲生活而增加為五三點五公斤。

「使用山白竹精以後，最令我高興的是血糖值正常化，而且妻子也變得非常的開朗，表情生動活潑，對於每天的生活產生了很多的慾望。她會利用時間作詩、種花。很明顯地，山白竹精紓解了壓力，使得她的生命力復甦。」

二、三個月持續出現正常值，因此胰島素的投與量減少為二〇單位，最後變成一〇單位。體重在五月中旬上升到五六公斤，但是血糖值為一〇〇mg／dℓ，維持正常值。

再這樣下去，也許有一天可以擺脫胰島素了。妻子和柳浦博士都希望這一天早日到來。

妻子的臨床效果也應用在其他患者身上

但是服用山白竹精經過四個月，突然發生了令人遺憾的事情。

也就是柳浦博士參加學會活動不在家時，妻子過世了。

「不是因為糖尿病而死亡。血糖值和全身狀況都相當良好，一邊哼著歌，一邊在窗邊澆花。最後卻是因為嘔吐、氣管阻滯而死亡。希望利用山白竹精克服糖尿病，但未達成希望就先過世，的確令人遺憾。」

柳浦博士雖然哀慟，但卻有異於常人的作法。

身為研究者，利用妻子的身體了解山白竹精（熱加水處理物）對糖尿病的效果，於是趕緊對於同樣的八名住院患者投與山白竹精，進行確認實驗。

遵守食物療法、體重管理等以往治療糖尿病的基本方法，同時服用山白竹精。結果出乎意料之外的，血糖值和QOL＝生活品質得到了改善。有的人空腹時血糖值為六〇〇mg／dℓ，但是服用山白竹精三週後，大致恢復了正常值，出現這種明顯的改善例。

柳浦博士將這些治療結果以「山白竹精對糖尿病患者的效果為題，寫下詳細的論文，在星藥科大學紀要第六號中發表。這是表現博士熱情的論文。

在一連串的分析和考察的敘述當中，他又加上一句話：

『目前利用山白竹精的降血糖作用，包括消除成為糖尿病成因以及阻止糖尿病治療之壓力的效果，還有山白竹精構成成分的多數成分，能修復胰臟胰島β細胞的毛病，保持胰島素分泌的平衡，因此能夠奏效。

但是，除了這些可能性之外，與降血糖作用有關的明確構造，目前還不得而知，相信今後能夠逐一闡明這些構造，再抽出山白竹精中所含的有效成分，開發出抗糖尿病藥的有效處方。』

亦即柳浦博士基於藥學專家的立場，說明山白竹精尚含有一些不為人知的治療糖尿病的物質。

也許，藉此就能夠開發出治療糖尿病的新藥——。

DHA

●對於併發症的動脈硬化症具有超群的效果

腦、眼、心肌、精子、神經細胞中含量較多的物質

從五、六年前開始，DHA成為備受矚目的對抗成人病與過敏的有力武器。DHA是「二十二碳六烯酸」的簡稱，也是鮪魚眼窩後方的脂肪及魚的脂肪中含量較多的多價不飽和脂肪酸。

根據相模中央科學研究所的矢澤一良主任研究員的研究，發現DHA是「使頭腦聰明」的物質，因而一躍成名。

事實上，在腦細胞中含有很多的DHA，尤其是稱為海馬的記憶中樞，含量濃度極高。使用老鼠進行動物實驗，發現投與DHA以後，能夠提升「判斷力」「集中力」與「探索能力」。

血液通往腦的關卡，稱為「血液腦關卡」，能夠防止有害物進入腦。能夠通過

的，只有葡萄糖等腦的活動所需要的一部分物質和氧而已。DHA是能夠通過這道關卡而進入腦中的少數物質之一。

英國的克洛福德教授比矢澤博士的研究更早，在一九八九年就曾經發表「日本兒童智商較高是因為吃較多的魚所致：引起很大的回響。而其成分就是DHA。DHA大量含於腦、眼睛、心肌、精子、神經細胞、母奶、嗜酸性白細胞（掌管免疫的白血球之一）。這些都是與生命主幹有關的部分，由此可知，DHA是維持生物體的重要物質。

根據目前的研究與臨床報告，了解DHA的主要藥理作用有六大範圍。

「促進並改善神經系的發達」、「提升學習能力」、「提升網膜反射能力」、「制癌作用」、「抗過敏作用」、「降低脂質作用：（預防及改善動脈硬化）」。

經由這些作用，能夠預防或改善如下的疾病：

老人痴呆症（早老型、腦血管性）、癌（抑制致癌、預防轉移、緩和抗癌劑的作用、預防全身衰弱）、預防及改善動脈硬化、降低膽固醇、恢復血管的彈性、改善紅血球的末梢血管通過性、異位性皮膚炎、氣喘、減輕類固醇劑的副作用、改善心律不整、治療貝切特病、脂肪肝、肺小瘤、癲癇、肝炎等。

然而，DHA在本書中登場，當然表示它具有改善糖尿病的效果。

降血糖作用能夠預防、改善各種疾病

DHA對糖尿病所展現的效果，就在於它能夠預防及改善糖尿病所引起的各種併症。先前多次提及，糖尿病併發症大都與血管系有關，動脈硬化症是因糖尿病所引起的。此外，因為血糖值上升，使血管壁好像泡在砂糖裡的狀態下，則會使血管脆弱，各種疾病會遍及於全身（詳情參照第一章）。

DHA能夠抑制及改善動脈硬化，防止因為動脈硬化及血管變性而產生的糖尿病性併發症，或使其減輕、治癒。

東京慈惠會醫科大學第三內科的森豐醫師，進行將「魚油」投與糖尿病併發症老鼠的實驗，其結果值得矚目。對於四群糖尿病老鼠，每一群各自投與豬油（飽和脂肪酸）、橄欖油（單價不飽和脂肪酸）、紅花油（亞油酸）、魚油（含有許多多價不飽和脂肪酸＝DHA、EPA、亞油酸等），連續投與二十六週。

表示四群老鼠出現糖尿病重大併發症發症的白蛋白已經出現，但是與其他群相比，給予魚油群的老鼠，白蛋白的量明顯地降低。

這是因為含有ＤＨＡ的魚油，隱藏著能夠抑制糖尿性腎症的發生或改善腎症的可能性。此外，這個實驗也確認了能夠抑制腎小球的肥厚。

給予魚油群的老鼠，能夠抑制因為糖尿病而引起的神經傳導速度減退現象。服用ＤＨＡ的人，腎症得到改善，同時，也能夠改善因為糖尿病而引起之神經障礙的發麻現象。這個動物實驗的結果，顯示也會出現這種結果並不為奇。

除此之外，前面所介紹的利用ＤＨＡ改善的疾病中，有不少是因糖尿病而引起的併發症。而ＤＨＡ能夠對這些疾病展現效果。

對於高血糖或併發症都有效

ＤＨＡ改善糖尿病的效果，具有以下的實驗結果。

這是富山醫科藥科大學第一內科濱崎智仁講師的動物實驗。

空腹時血糖值二〇〇㎎／dℓ以上的胰島素依賴型（Ｉ型）糖尿病鼠分為三群，維持空腹狀態。Ａ群老鼠靜脈注射五㎎／kg的ＤＨＡ，Ｂ群則進行大豆靜脈注射，Ｃ型注射生理食鹽水，各注射五ml／kg。

十二小時以後，觀察血糖值變動的情形。結果投與ＤＨＡ的Ａ群老鼠的血糖值下降（以醫學的觀點認定具有意義的變化）。

ＤＨＡ不僅能夠防治糖尿病的併發症，同時也能夠改善糖尿病本態的血糖值。可以同時進行血糖與併發症的改善。原本胰臟胰島的β細胞的胰島素分泌量，並不會藉著投與ＤＨＡ而增加，因此，不可能藉此而治好糖尿病。

所以濱崎講師推測，投與ＤＨＡ而使血糖值下降的原因，可能是使用血糖的體細胞對胰島素的感受性因ＤＨＡ而提升所致。體細胞側的接收體掌握胰島素，就能夠將血液中的血糖吸收到細胞內。

如果順利使用血液中的糖，則血液中的糖值會下降。濱崎講師認為，尤其能使末梢血管的血糖吸收順暢。

的確是可喜的實驗結果，但是，平常我們都是利用ＤＨＡ機能性食品或經口攝取鮪魚肥肉等來吸收ＤＨＡ，因而靜脈注射的結果未必適用於人類。

在消化吸收的階段，ＤＨＡ會減少變質到何種程度，將是今後的研究課題，但是事實上很多例子證明ＤＨＡ具有改善血糖值的作用，所以也不要放棄希望。

到底何種服用方式最有效呢？包括這些問題在內，今後關於糖尿病與ＤＨＡ的研究，將要做更進一步的探討。

螺旋藻

●改善、控制血糖值的完美食品

螺旋藻具有恢復健康的偉大作用

「螺旋藻」是生長於非洲及中南美等的鹽湖中的多細胞微細藻類的一種。可說是出現在地球上最古老的植物。寬五～八微米，長三百～五百微米，為青綠色。用顯微鏡觀察，發現每一個都是螺旋狀的，因而命名為螺旋藻。

在非洲和墨西哥自古當成食用品。直到一九六〇年代，這個古老食物備受世界各國食品關係業者的矚目。

根據研究者的報告，它是具備完善營養素的完美食品，成為有希望的未來食品而備受矚目。

首先，螺旋藻含有六〇～七〇%的蛋白質，為牛肉及秋刀魚的三倍。

第二、除了蛋白質以外，尚有一些維持生物體機能不可或缺的成分，含量均衡，堪稱奇蹟。像葉綠素、類胡蘿蔔素、藻青苷三種色素類，以及鉀、鈣、磷、鎂、鐵等礦物質類，還有前維他命A、維他命B_1、B_2、B_6、B_{12}、E、泛酸、肌醇、煙酸等維他命類。

同時，也含有必須氨基酸類，這些含量都超出聯合國糧食農業機構所制定的基準。而日本研究者也確認它是絕對安全的食品。

在一九七四年聯合國糧食會議中，將其視為未來的糧食資源，開始在美國及泰國利用培養池進行大量養殖生產。

在日本也開始進行螺旋藻的研究。

當成糧食，應WHO（世界衛生組織）的要求，將綠球藻大量送往克羅地亞與波的尼亞，解決難民兒童營養不足的問題。

此外，將來NASA在太空中建設太空基地時，也打算利用螺旋藻當成糧食和氧的供給源，目前正在研究當中。

螺旋藻成為「維持封閉生態系生命系統」的中樞，具有重要的作用，現在寄望螺旋藻在「維持及恢復健康」上能夠發揮作用。

在十幾年前，許多醫學、藥理學的研究者與臨床醫師，研究螺藻對生物體的作用，發現對於癌症等諸多疾病都有效。

女子營養大學的林修助教，發現螺旋藻具有強大的免疫力活性化的作用。

埼玉醫科大學的竹內端彌教授，對於肝臟疾病、糖尿病、貧血進行臨床實驗，證明螺旋藻具有明確的治癒效果。

東京醫科齒科大學難治研究所的山崎義人博士，追究螺旋藻對眼疾的療效，發現對於老人性白內障或學童的強角膜炎、麥粒腫、原田氏病、貝切特病、青年性再發性網膜玻璃體出血、亞急性脊髓視神經症等都具有療效。

北海道大學的坂井友吉教授，發現螺旋藻對胃潰瘍等嚴重的胃腸障礙有治癒效果。

此外，也具有抗病毒、抗腫瘤作用（女子營養大學）、抗過敏作用（東京女子醫科大學）、抑制血清膽固醇上升作用（千葉縣立衛生短大）、改善腸內細菌作用（千葉縣立衛生短大）、抑制血壓上升作用（女子營養短大）、抑制腎功能障礙作用（千葉大藥學部）、抗病毒作用＝對愛滋病毒的作用（富山醫藥大）等，陸續闡明了螺旋藻的藥理作用。

動物實驗與人類的臨床實驗證明具有降血糖作用

在這些過程當中，當然，各研究機構也研究螺旋藻對糖尿病的療效。經由動物實驗，證明了螺旋藻隱藏著抑制血糖值的作用。

研究並發現「抑制血糖值上升作用」的，是千葉縣立衛生短大。連續二十八天將螺旋藻萃取劑投與糖尿病模型鼠，經由空腹時血糖值與葡萄糖耐糖試驗，卻發現明顯地具有抑制血糖值上升的作用，改善身體的耐糖能。

此外，埼玉醫科大學的竹內端彌教授，利用螺旋藻糖尿病患者進行臨床實驗，堪稱是較早時期的研究。結果發現能夠降低重症糖尿病患者的血糖。

併行限制食物，同時投與螺旋藻，經過三十天、六十天後，調查血糖值（利用五十公克葡萄糖進行耐糖測試）。使用的是顆粒狀或加工市售品的螺旋藻，一次七顆，一日三次，一日量為二一顆。

患者為四十八歲的男性職員，因為工作的關係，經常飲酒，幾乎不吃食物，只喝威士忌。身高一六七公分，體重七十五公斤，屬於肥胖體。經由健康診斷，發現罹患糖尿病，尚未出現併發症。

服用螺旋藻之前，空腹時的血糖值為一二八mg／dℓ，服用螺旋藻之後，經過三十天，下降為一一六mg／dℓ，六十天後，降為九六mg／dℓ，飯後一小時以後的血糖值，則服用前為二〇六mg／dℓ，三十天後為一六八，六十天後為一六〇mg／dℓ，完全恢復正常值（一小時後的正常值為一七〇以下）。

五十五歲的男性計程車司機，不喝酒，卻喜歡吃甜食，而且飲食不定時，運動不足，壓力積存，具備了容易罹患糖尿病的條件。身高一六八公分，體重七十公斤。來醫院時，雙眼已出現糖尿病特有的併發症——白內障。

空腹時血糖值原本為一七六mg／dℓ，服用螺旋藻三十天以後，為一二二mg／dℓ，六十天後，為一〇二mg／dℓ，恢復為正常值。關於飯後一小時的血糖值，則原本為二三八mg／dℓ，服用螺旋藻的一個月內，一直維持二三六mg／dℓ，並未下降。但是，其後逐漸下降。服用六十天以後，為一七〇mg／dℓ，達到正常值。

此外，還出現其他許多臨床的結果。竹內教授在報告書中說明以下的結論：「任何人服用螺旋藻，都能夠輕鬆地攝取到必要的營養素。因為是鹼性食品，所在體內能夠使營養素的代謝順利地進行。由這一次的症例，可以了解到顯著改善血糖的效果，能夠輕鬆地控制糖尿病。」

僅僅三個月治癒了糖尿病、C型肝炎

在我所收集的資料當中，有一個令人感到驚訝的治癒體驗者。

某公司的營業部長，因為C型肝炎和糖尿（空腹時血糖值超過二〇〇mg／dℓ）而苦，一日服用二一顆螺旋藻，三個月以後，C型肝炎及糖尿病的數值都恢復為正常值。

當然，C型肝炎並沒有完全治好。

我去收集資料的時候，患者服用螺旋藻已有一年的時間。只要工作過度時，GOT、GPT等肝功能數值會上升，因此，一週注射三次肝炎藥物。

「但是糖尿病完全治好了。即使工作過度，血糖值也沒有問題。當然，每天都要服用螺旋藻來控制病情，此外，和以前相比，會注意不要勉強役使身體，完全不喝酒，注意飲食與生活，就能夠利用螺旋藻來控制糖尿病。

營業部長下班後，能夠享受一家團圓之樂，臉上泛起微笑，螺旋藻能夠明顯地控制血糖，藉助這些多樣化的恢復健康的機能，就能夠有效改善糖尿併發症。

ＡＨＣＣ

●確實治癒糖尿病的機能性食品的王牌

為了改善糖尿病而開發的ＡＨＣＣ

「ＡＨＣＣ（Active Hexes Correlated Compound＝活性化糖的關聯化合物集合體）」讓菌類的菌絲體的細胞壁中所含的食物纖維與多種酵素反應，經由液體培養而產生的「生物體調節物質」的集合體。

以活性半纖維素和β—1・3葡聚糖多糖體為主，含有複雜的生物體調節物質。互助合作，使人類的白血球群活性化，使隱藏在體內的多面自然治癒力配合身體所需而發動。

十五年前，ＡＨＣＣ因為具有「降血糖作用」與「降血壓作用」而備受矚目，成為能夠改善糖尿病與高血壓的機能性食品上市。

當然，ＡＨＣＣ並非藥物。當時還沒有機能性食品的說法，一般稱之為健康食品，而它就是這類食品之一，ＡＨＣＣ能夠改善糖尿病的血糖值和高血壓。有過這些經驗的人口碑相傳，因此受到大家的喜愛。

許多人服用以後，發現慢性Ｂ型肝炎、Ｃ型肝炎、肝硬化、酒精性肝炎等肝臟疾病都治好了。

七、八年前，開始出現在治療疾病時，將ＡＨＣＣ當作輔助藥來使用的醫師。經由併用的結果，的確比以往的治療（西方醫學）方法有更好的成效。

從這時候起，也了解到可以用減輕末期癌症患者的痛苦，湧現食慾、睡眠良好等ＱＯＬ＝改善生活品質的作用。甚至有些患者的末期癌有所改善或治癒了。

於是，杏林大學醫學部的八木田旭邦助教，開始研究單獨或和抗癌劑併用來治療癌。有時候在減輕放射線療法的副作用時，在癌的治療體系上納入ＡＨＣＣ。

只有一部分的大學醫院或醫院在做這些事。這畢竟只是機能性食品，不是藥物。但是卻能夠在強調醫學的醫療現場的治療體系中納入ＡＨＣＣ，的確是特例。

世界醫學家注意ＡＨＣＣ

不只是國內，美國的ＵＣＬＡ德里醫科大學曼德哥納姆博士和中國福建省福建中醫學院（醫大）的杜建教授，以及馬來西亞的醫學界，都著手研究與ＡＨＣＣ有關的醫學動態。

由於這些動態的刺激，在全國各地單獨或併用ＡＨＣＣ來治療糖尿病或肝臟疾病、高血壓，以及癌症的醫院更多了，目前能夠正確掌握資料的就有六十餘家。

使用於糖尿病治療的例子非常多。

原本是為了治療糖尿病而開發出來的物質，ＡＨＣＣ改善血糖值的力量驚人。但是ＡＨＣＣ之所以受到醫師的歡迎，是因其能增強全身的生物調節機能，不只是能夠改善血糖值，也能改善與治癒多種併發症。

如果要針對複合的併發症一一開出治療藥，患者的身體會不堪負荷。

在這種情況下，相信在不久的將來，ＡＨＣＣ會當成糖尿病治療的輔助機能性食品，在所有醫師的意識中成為必然的存在。

服用ＡＨＣＣ一週內血糖值恢復為正常值

奈良縣大和郡山市「慈惠診所」的山田義歸院長，是在奈良縣立醫科大學相當活躍的癌專科外科醫師。從醫大醫院時代開始，除了手術以外，也納入氣功和漢方藥等療法，對於癌治療的範圍非常廣泛。

後來加入水治療、機能性食品、遠紅外線三溫暖等療法，設立了慈惠診所當成整體醫學（將人體視為是一個生命活動場，包括身心的動態在內，綜合治療的醫學）的實踐場。

整體醫學對於癌等成人病、慢性疾病這些與生活具有密切關係之疾病的治療，特別能夠發揮力量。糖尿病則是使用越多的整體醫學和多樣化的治療手段，越容易治療的疾病。

慈惠診所對於許多糖尿病患者利用以ＡＨＣＣ為主的機能性食品、鹼離子水、漢方藥來進行治療，由於口碑相傳，因此深受糖尿病患者的喜愛。山田義歸醫師在治療時所使用的機能性食品，包括甲殼質殼聚糖、螺旋藻、啤酒酵母、蜂膠、紫蘇葉、ＥＭ菌、ＳＯＤ樣食品、ＢＧ１０４、地球生命體ＭＸ48、銀杏葉精、ＡＨＣＣ——因疾病的不同來進行適當的搭配，以提高治療效果。

在糖尿病治療上，以ＡＨＣＣ為支柱，搭配一些食品來進行治療。為了讓各位了解ＡＨＣＣ的效果，在此為各位介紹只用ＡＨＣＣ改善糖尿病的事例。

要完全治好不是夢想，具有卓效〈五六歲、男性〉

N先生（五十六歲）在一九九四年十一月二十五日來到慈惠診所，空腹時的血糖值為二〇六mg／dℓ，尿糖為一二六mg／dℓ，血紅蛋白AIC六・七％，是真正的糖尿病者。GOT為二八單位（正常值四〇以下），GPT五五單位（正常值三五以下），GTP一七七（正常值五〇以下），罹患肝功能障礙。總膽固醇二五五mg／dℓ，（正常值一三〇～二二〇），為高脂血症，有這三大問題。

四年前，醫生指出N先生罹患糖尿病，他卻因工作忙碌而沒有接受治療，所以很可能是因為糖尿病引起了這些疾病。

「得到檢查結果的那一天，即從十二月十日開始服用AHCC，一天一公克。因為知道AHCC對於這三種症狀都有效，對於佐川先生的身體也產生了很好的反應。我想，也許只用AHCC就可以進行治療。機能性食品會因體質的不同而產生不同的反應，為了觀察情況而讓患者服用AHCC。如果反應不好則更換為其他的機能性食品——。

N先生的身體對於AHCC產生了很好的反應。開始服用AHCC一週以後，在十七日作檢查時，空腹時的血糖值為一一二mg／dℓ，一口氣下降至正常值的範圍內。」

檢查發現尿糖定量為一二mg／dℓ，下降了。血紅蛋白AIC為六・三%，也稍微下降了。此外，肝功能GOT為四〇單位，在正常值的範圍內。GPT為四六單位，下降至接近正常值的範圍。r－GTP為一一五，下降了很多，表示肝功能有改善的跡象。總膽固醇值為二四八mg／dℓ，也有改善的傾向。

肝功能障礙與高脂血症的改善情形雖然不像糖尿病這麼好，但是還是朝向改善的方向發展。

「觀察到這種情形，我決定只用AHCC來治療N先生。後來每天讓他服用一公克左右的AHCC。N先生是忙碌的上班族，無法到醫院來，因此由妻子來為他拿AHCC。本人只有在檢查時才來。」

為了避免繁雜，只為各位介紹空腹時的血糖值。開始服用AHCC的第一個月，在一月十四日作檢查時，血糖值為一三三mg／dℓ，稍微上升。

原因不明，可能是因為過年期間飲食生活紊亂或喝酒的機會較多所造成的。

但是，肝功能和膽固醇值卻遽降。

ＡＨＣＣ的效果如期出現了。

三月一日檢查時，空腹時的血糖值為一二三mg／dℓ，在境界線上稍微下降。其他的數值都良好。

Ｎ先生本人的自覺症狀，如口渴和疲勞感都消失了，覺得很舒服。

空腹時的血糖值和糖尿，都維持在穩定的正常境界域線上。

肝功能和膽固醇恢復正常化，完全沒有問題。

「沒有自覺症狀，本人也覺得體調很好，因此安心了。到了六月下旬，卻任意停止服用ＡＨＣＣ。我擔心中止服用會再度使血糖值上升，而感到不安——才服用七個月而已，我不認為胰臟胰島的β細胞能夠完全恢復正常，好不容易好轉到這地步，如果暫時停止服用，可能會再度惡化。

但是到了八月十七日作檢查時，空腹時的血糖值為一二九mg／dℓ，停留在境界域的範圍內。表示β細胞的機能本身獲得了相當程度的改善。肝功能、膽固醇也恢復了正常——本人也很有元氣。我希望他繼續服用ＡＨＣＣ——但是在這種情況下，也許不服用也無妨。」

山田義歸醫師苦笑著說著。

「後來就沒有來了，也許他很有元氣地在工作吧！N先生因為有了AHCC而感到安心，我想如果他體調不好，一定會來的。不過我真的覺得他應該定期接受檢查。」

生活不規律，飲食生活不當，以及壓力等都會使病情再度惡化，但是這時如果使用與上一次的AHCC相同的投與量，恐怕就無法改善了。山田醫師根據以往的治療經驗而得知這事實。他說：

「到時候要增加AHCC的量或併用機能性食品，也許需要漢方藥。因此，最好是在最初治療時徹底服用，予以根治，才是最有利的方法。

糖尿病很難根治，但是N先生的症狀輕微，AHCC的確具有使其幾乎痊癒的力量，因為AHCC不是藥物，要經常攜帶，為了維持日常的健康而服用——不是藥物，要充分活用其好處，防止糖尿病的惡化。」

西洋參

●恢復因都會型社會而紊亂的生物體調節機能的萬能型機能性食品

為甚麼現在中國掀起西洋參旋風

五、六年前，中國掀起「西洋參」旋風。

在冬至（十二月二十二日）前後，在中國尤以北京、上海、廣州等大都市，藥局乃至超級市場、百貨公司、店面等，都擺著堆積如山的「西洋參」，而且每年都可以見到眾人爭相購買的光景。

有時候為了孝敬而餽贈親友，或是為了感謝上司的照顧而送給上司，或是為了自己所愛的人和自己購買。

「自古以來，中國就有『冬令進補』的習慣。從冬至這一天到二十七日之間，習慣使用高麗人參等強壯食品儲備能量，希望心目中重要的人健康，而餽贈給親友。以往送的東西都是具有強精作用的高麗人參，現在幾乎被西洋參所取代了。

七、八年前，使用西洋參冬令進補的只是政要或學者等，過度使用腦力的上層階級的人，只限於這些在社會上負重責大任的人。但是在經濟解放以後，物資豐饒，所以一般人也開始購買西洋參。

數百年以來，高麗人參屹立不搖的地位被西洋參所取代了，具體地表現出中國社會產生了很大的改變。眾人爭相購買西洋參，表示中國社會已經轉變為都市型的社會了。」

應東方醫療振興財團之邀，而到日本的中國中醫研究院廣安門醫院主治醫師路京華醫師，說到何以中國社會轉變為都市型的社會以後，大家追求的是西洋參，而不是高麗人參：

「一言以蔽之，西洋參與高麗人參不同，能夠使頭腦和身體產生清涼感，而且能使漢方醫學所稱的津液（體內有用的水分）代謝順暢，滋潤身體。現在地球形成溫室效應，我們的生活由於暖氣的發達，冬天裡在過於溫暖的室內生活，而且攝取了太多的高熱量食品，酒喝得太多，體內經常凝聚熱。都市型的生活競爭激烈，是容易脫離自然的環境，會導致過剩的壓力積存，因此，現代人的身體過熱和津液循環異常，使體內水分的代謝紊亂。

我們的身體七〇％是水分，維持生命活動的重要功能幾乎都是隨著血液中所含之水分的循環來進行的。營養或氧、腦或副腎、胰臟分泌的荷爾蒙物質，全都聚集在血液和體液中，送到必要的場所。

當水分（津液）的流通停滯或污濁、偏差時，則必要的東西無法送到必要的地方，生物體機能各處失調。這種狀態持續幾個月，就會變成容易引起成人病的身體。經年累月就變成真正的成人病。」

高麗人參能夠強壯精力，但是具有使血液上衝至頭腦，血壓上升的性質。脈搏跳動與體溫有上升的傾向，甚至會流鼻血。

因此高麗人參可以說是加速過熱時代弊端的物質，即高麗人參在營養和物質不豐饒的時代，是適合人體的恢復健康物質。路醫師再由漢方醫學理論的立場，敘述如下：

「現代人積存太多熱的身體所需要的是冷卻熱的物質，能夠使過度興奮的神經沉靜化。而且能夠調整生物體機能，恢復元氣。

一看就可以知道，這是完全相反的作用。恢復元氣補氣，會造成某種興奮狀態，而使神經沉靜化，擁有元氣——在自然界中少有這具有相反作用的物質。西洋參就是其中之一，甚至可以說是第一名——。」

漢方把補「氣」，使身體恢復元氣稱為「補氣養陰」，而去除體熱，使神經沉靜化，調整體液循環，稱為「清火生津」。

「在漢方藥書籍中，記載著西洋參具有『補氣養陰、清火生津』的相反作用。身體的功能充滿元氣，但是能調整神經，消除壓力，所以服用西洋參一小時以後，頭腦會非常清晰，非常適合從事腦力工作者。

這就是在中國的北京、上海等都市人喜愛它的理由。我所認識的學者們和政府官員幾乎每天都服用西洋參。早上出門以前，喝一杯泡著西洋參薄片的水，使頭腦清晰，有集中力，工作充滿幹勁。中國徹底實行一子政策，把希望寄托在獨子身上的父母親非常多，很多父母希望孩子能用功學習，都讓他們服用西洋參。」

在中國醫院治療糖尿病的西洋參

中國掀起的西洋參旋風在一九九四年夏天傳到日本，中國人主要是把切成薄片的西洋參，用開水泡來喝。西洋參也可以吃。日本進口的製品則是將煮的汁液作成顆粒狀的製品。

取名為「西洋參茶」，用開水沖泡當茶來喝。有香氣，易於入口。

前年，在廣島舉辦亞運會，中國女子游泳隊陸續刷新世界紀錄，獨占金牌，令人震驚。而且這紀錄超出肉體的常識，令人感到懷疑，以為是服用了禁藥。

後來，調查發現中國選手是服用了西洋參精，而使西洋參一躍成名。

當然，西洋參不是禁藥。但是在調查過程中發現，將無法檢查出來的微量禁藥和西洋參一併服用，能夠形成肉體超人化效果。

西洋參能夠提高細胞天線，即接收體的活性，所以能夠有效地吸收微量禁藥（男性荷爾蒙物質）。

但是被細胞吸收的禁藥和西洋參，一天就會排出體外，因而在比賽後作禁藥檢查時，根本無法發現賽前幾天服用的禁藥。

「即使不使用禁藥，而只是單獨服用西洋參，也能夠提高體力、判斷力、持久力，因此，中國運動選手平常都喝西洋參茶。要找不喝的人實在太難了。」

茶水女子大學客座研究員，中國中醫藥學會學術部長、糖尿病學會副主任王玉英教授，長年在醫師的立場上使用西洋參，根據其經驗發現根本不需要併用禁藥。

西洋參是任何人都可以在超市購買得到的健康食品。另一方面，在醫療現場也被當成藥物，備受重視。

「西洋參在中國是住院患者可以利用健康保險所使用的漢方藥，如呼吸器官系統疾病、泌尿器官疾病、循環器官疾病、更年期障礙、消化器官疾病都可以廣泛使用。特別值得注意的是，在陷入意識昏迷狀態，生命危急時，服用西洋參精能夠立刻恢復血氣，而拾回生氣。總之，能夠保命再治療原因疾病。當然，我專攻的『糖尿病』也能夠利用西洋參發揮很好的療效，能夠使血糖值下降。」

西洋參能夠改善糖尿病特有的口渴自覺症狀，使血糖值下降。

糖尿病患者即使喝再多的水，也無法消除口渴的現象。而大量喝水。

「這是當然的，因為糖尿病患者細胞吸收水的能力極端減退，喝再多的水，細胞仍然會渴。西洋參能夠改善細胞膜的透過性，能夠順利地吸收水。

能夠提高細胞壁接收體的感受性，就能夠吸收胰島素荷爾蒙。結果血液中的糖容易吸收到細胞內。細胞大量吸收糖來使用，就能夠使血糖值下降。」

王玉英教授在日本也曾遇到過使用西洋參茶的糖尿病患者，發現自覺症狀改善得非常快，而且能夠提升QOL＝生活品質。血糖質著實下降，患者深表感謝。

「西洋參非常受人歡迎，在香港和台灣大量銷售，但是有很多贋品，必須要注意。日本進口的是中國華西醫科大學製藥廠所製造的顆粒狀西洋參抽取液精華，這種茶純度很高，也具有明顯的改善效果。」

王玉英教授所說的「西洋參茶」在日本中醫藥研究會加盟藥局可以買到。

喝西洋參茶一夜之間血糖值正常化！〈七十歲·女性〉

弘前市的S女士七十歲，很有元氣，每年都會獨自到東京去玩。住在朋友家，高興時甚至會住半個月或一個月。

一九九五年十一月二十五日，S女士在東京遇到交通意外事故，肋骨骨折而住院。

僥倖所受的傷不會危及生命，石川女士對於醫院裡油膩、熱量較高的食品感到困擾。

S女士三年來都罹患糖尿病。

「三年前，空腹時的血糖值為一八〇至二〇〇㎎／dℓ，前年出現了併發症，引起眼底出血，住在大學醫院三個月。接受雷射治療。大學醫院的治療曾服用降血糖劑，但是血糖值下降為二〇〇㎎／dℓ就停止了。後來一直使用食物療法，不只是糖尿，膽固醇值也很高。服用降膽固醇值和心臟的藥物，醫院裡的飲食對這二種疾病都不好。」

也許她向護士作了有關這方面的抱怨。住在同一病房，動盲腸炎手術的二十五歲女性對S說：

「有個朋友送了我們一袋『西洋參茶』（一袋有十包，每包有一公克的西洋參），據說喝這茶對糖尿很好。她的丈夫羅患糖尿病，三年來，空腹時一直無法下降為一五〇mg／dℓ以下的血糖值，喝了這西洋參茶以後，一個月內下降為一二四，全身都充滿了元氣——。現在已經維持一一〇以下的正常值。因為她好心地送給我，我就接受了。我想妳也可以喝一包看看。」

第二天早上，S量血糖值，感到非常驚訝。

「空腹時的血糖值為九一mg／dℓ，恢復為正常值。自發病以來，從來沒有到達這數值，可能是弄錯了吧！來東京以前，在大學醫院測量為一八〇mg／dℓ，——可能是服用了不是藥物的西洋參茶，在一夜之間就使血糖值下降了。」

以前S女士是護士，當然非常了解糖尿病。她想如果是弄錯了，血糖值一定會產生變化。於是S沒隔幾天又再測量血糖值。

「當然，每天都服用三包西洋參茶，詢問那年輕女孩到底西洋參是甚麼？也是一問三不知。不過既然是好東西，願意嘗試——。空腹時的血糖值為一〇〇mg／dℓ，或一〇五mg／dℓ，有時候為九一，產生小幅度的變動，但是絕對不會超過正常範圍，因此，我相信西洋參茶的確能降低血糖值。」

不久以後，S就出院回到了弘前市。回鄉時，買了二個月分的西洋參茶帶回去。

「回家以後，每天把西洋參茶當茶喝。也許是因為這緣故，血糖值一直保持在九一至一〇〇mg／dℓ之間，非常穩定。回到弘前以後，立刻到大學醫院檢查。主治醫生說：『怎麼突然恢復正常化了？』感到很不可思議。

我沒有告訴醫生，我服用西洋參茶，因為醫師一定會說這不是藥。身為護士，長久以來看過太多的醫師，知道醫師會排斥不是藥物的東西，目前的主治醫師不會如此，不過大多數的醫師都有這種傾向——。我想，如果能夠持續維持正常值，我會告訴他的。」

因為交通意外事故而住院，結果煩惱的種子糖尿病反而好了，S很有元氣地說：

「在世間還有很多我所不知道的偉大東西，我從西洋參茶中得知了這一點。由於西洋參茶之賜，我才可以過著快樂的生活，下一次到東京去，我還要去看那女孩呢！」

S現在的血糖值很穩定，一天喝二次西洋參茶。

利用八仙丸、西洋參、AHCC的綜合力抑制糖尿病

日本中醫藥研究會，即學習中國醫學藥物和恢復健康之物質的藥局或藥劑師團體，全國有超過一千家的加盟藥局。

廣島縣三次市的「山藥局」也是加盟藥局之一，其藥劑師福山邦子對於這方面的研究非常熱心。

漢方系統的藥局不只是賣藥而已，也要詳細詢問顧客（患者）的狀態，調配最適合的漢方藥。本來漢方藥就是要配合身體的狀況（漢方稱為「證」），搭配複數的漢方藥的醫學。

福山將視野擴大到漢方以外，認為使用機能性食品也能夠展現效果。在這些方法中，福山最常使用的就是機能性食品西洋參茶。

為了維持健康或預防疾病，只要把西洋參茶當茶來喝即可。如果想要治療疾病，則必須要搭配其他的物質，更能夠展現效果，這是福山藥劑師的作法。

有很多因糖尿病而痛苦的人到福山藥劑師這兒來。

「並沒有能夠用藥物擊潰的疾病。糖尿病是一種需要併用養生與治療的生活病，所以非常適合用漢方藥和機能性食品來治療。」

治療糖尿病時，福山藥劑師已經確立了基本搭配。是由理論面和經驗而產生的，改善糖尿病的基礎是漢方藥「八仙丸」。

八仙丸能夠給予與水分代謝有密切關係的胃和肺營養，予以調整，消除口渴的現象，福山是藥劑師，對於無法明確說明其藥理的健康食品抱持反感。最討厭過度誇大只是偶爾產生效果的體驗談，當成特效藥一般，自吹自擂的方法。因此，他搭配各種漢方藥，建議顧客使用。

但是無法有所改善的例子也不少。

他想，「西洋參茶」可能是突破的關鍵，於是用來治療糖尿，得到了很好的效果，所以他開始注意到健康食品和機能性食品。

引出「可能會治好」之希望的偉大力量

西洋參在日本是以茶包的方式發售，所以可以安心地當成漢方藥來使用。

實際上，日本東小金井的榮貫堂藥局的山岡聰文藥劑師，在十餘年前就把西洋參當成生藥來使用，和醫院的醫師一起看漢方門診時，用來治療許多的糖尿病、肺部疾病、癌患者，展現了改善實績。

福山藥劑師能夠輕易買到西洋參這種機能性食品，讓罹患糖尿病的親戚服用，即使是高齡者也很快就改善，自覺症狀減輕，覺得很高興。於是介紹顧客服用。

「西洋參茶與八仙丸併用，會比單獨使用八仙丸更具有降血糖值的作用。西洋參能夠使患者本身糖尿特有的症狀迅速消失，能夠使患者本人產生一種也許能治好的希望。面臨疾病的挑戰時，擁有一線希望非常重要。即使是再好的茶，如果認為自己無法治好，根本就無法根治慢性病或成人病。

身體本來就具有治療疾病或身體失調的構造，即生物體調節機能。如果認為自己治不好，在體內就無法產生使自然治癒力活性化的體內物質，就真的治不好了。」

福山藥劑師在治療糖尿病時，另一種搭配使用的機能性食品是「ＡＨＣＣ」。前項中已經詳述過ＡＨＣＣ，出現了很多的糖尿病改善例。實際上，有很多醫師在治療時予以使用，而且在醫學上也深入研究，關於治癒構造發表了許多論文。

西洋參也有很多醫學研究成果，在中國也出現很多的研究論文。

「八仙丸、西洋參、AHCC三種搭配使用，使糖尿病大有改善，連我都感到驚訝。不只能降低血糖值，還能治療許多糖尿病性的併發症。」

當然，治療效果並非一〇〇%。體質或生活上的問題（飲食、肥胖、運動不足、壓力）也會造成糖尿病症狀時好時壞。

「不過，儘管如此，也要盡量避免症狀惡化，控制血糖值，如此也能夠得到幫助。」

利用機能性食品預防將來罹患糖尿病〈六十歲・女性〉

一九九三年十二月，L女士（六十歲）來到福山藥劑師的藥局。

她罹患了C型肝炎，必須服用醫院開的肝臟藥；GPT為一百單位（正常值〇～三十五單位），且一直無法下降，故希望能求助於漢方藥。

「她的肝臟問題，因服用了五黃製劑而獲得改善，但卻於一九九四年八月糖尿病發作。」

這是因忙著兒子的婚事，身心俱疲而引起壓力性糖尿病。體重在一週內減輕了七公斤，空腹時血糖值上升為四九三mg／dℓ。當時便立刻住院接受點滴治療，一週內就下降為正常值，於是出院。

此後，有時會服用降血糖劑，有時則否。服用降血糖劑時，血糖會變成五十七mg／dℓ，下降過多，停止服用時，又會上升為一百三十左右。

一九九五年五月，L女士感到情況並不穩定，便找福山藥劑師商量對策，討論是否有任何安全的藥物能夠控制血糖值。

「L女士當時的血糖值為一三四mg／dℓ，在標準上限，並不嚴重，但有時卻會突然下降，相當不穩定，而令患者感到不安。症狀是頭痛、四肢無力、腳發抖。」

「最初為了觀察反應，只讓她服用西洋參茶。根據以往的經驗，當全身平衡的狀態瓦解、四肢無力時，西洋參非常有效。」

數日後，血糖值下降為九十mg／dℓ，在正常值範圍內。

穩定一陣子之後，福山藥劑師認為如果這種情形持續下去，就毋須使用八仙丸成AHCC，且其自覺症狀也改善了。

但是到了六月五日，血糖值又上升為二百三十mg／dℓ。

此因L家正在裝潢，工人們經常出入，使壓力增加，而令病情惡化。

於是福山藥劑師又加入八仙丸，數日後，血糖值降為九〇mg／dℓ。

但到了八月末，在暑熱時期太過勉力而為，血糖值又升為二三二mg／dℓ。於是福山藥劑師併用ＡＨＣＣ。

「三巨頭聚集在一起。ＡＨＣＣ一天為四~五公克，西洋參茶一如往昔，一天三公克，再加上八仙丸。因其不喜歡醫院的降血糖劑，因此一開始便未服用。」

九月四日加入ＡＨＣＣ，當月十七日空腹時血糖值為一〇八mg／dℓ，十月六日為七六mg／dℓ，而十月十六日則為七七mg／dℓ，非常穩定。

到醫院檢查糖尿的指標——糖血紅蛋白，結果數值正常，於是福山藥劑師從十六日開始，中止使用西洋參茶和八仙丸，只用ＡＨＣＣ。

「一直持續食物療法等生活的基本療法，就能對糖尿進行根本治療。其結果也非常好，血糖值維持在正常值範圍內，非常穩定。」

往後Ｌ女士只使用ＡＨＣＣ，且一日的使用量減少二公克，而控制糖尿病的病情至今。之所以服用ＡＨＣＣ，是因多田尚有肝臟疾病。ＡＨＣＣ具有良好治療肝臟的力量。

「ＡＨＣＣ與西洋參並非藥物，但根據我的經驗，發現它們對糖尿病而言，的確比藥物更好。」

以上為L的心聲。而福山邦子藥劑師也說：

「人類的身體會於生活中不斷產生變化。像L的糖尿病，也許會因某個關鍵而再度惡化，但這時只需擁有能控制自己糖尿的二大王牌——『西洋參』與『八仙丸』，便毋須擔心。為了以防萬一，必須經常使用。當然，今後我仍會繼續追尋對糖尿病有效的機能性食品，以及新的中藥，相信王牌仍會持續增加。」

福山邦子藥劑師的確值得信賴。

第三章
連胰島素依賴型都能治好的機能性食品

神賜木

●能修復改善因糖尿病而受損臟器的南美神奇藥木

已經研究出解救現代人的印加藥木廣泛的藥理作用！

「神賜木」是南美印加帝國的居民，利用其內部的樹皮當成健康茶飲用的藥木。印加帝國是很少有流行病的國家，可能就是因人們將神賜木當成茶來飲用之故。神賜木具強大的殺菌力，連蟲都不敢靠近，黴菌也無法生長。

印加帝國的後裔根據經驗，得知神賜木具有維持健康、改善疾病的力量，將其當成萬靈藥傳承至今；直到一九六〇年代，現代醫學也證明其藥效非常宏大。

巴西聖保羅大學的植物學家渥爾塔・拉達梅斯・亞科西教授，與抗生素、艾黴素的發現者岡沙爾貝絲・迪・雷馬博士共同研究，陸續發現了神賜木的藥理作用。

兩人不但進行基礎實驗以了解藥理作用，同時也在醫院與醫師的協助下，進行臨床實驗，實際證明其對廣泛的各種疾病皆具有強大的治癒力。

與以往的醫療相比較，其最能發揮治癒力的便是癌。故一開始只認為神賜木對癌具有特效，可是後來陸續發現其對於風濕、循環器官疾病、肝臟疾病等慢性病和成人病，也具有驚人的治癒、改善效果。

同時，對於神經痛、所有疼痛，也具強大的緩和力量。

神賜木能改善內分泌系統的機能，具有抗發炎作用和利尿作用、免疫力改善作用。以身體的功能來說，能調節「生物體的恆常功能＝體內環境與生理活動的恆常性」，使其維持正常化，而這些藥理作用，便具有改善及治癒糖尿病的力量，這都是經由臨床證明的事實。

現代醫學認為糖尿病只能利用注射胰島素或降血糖劑（詳情請參照第一章）等，將目標集中在狹隘的範圍內來執行，但神賜木多樣化的藥理作用，能綜合改善及治療糖尿病。

使整個身體的機能平衡，就能根本的治療疾病，這就是現在成為醫學界新潮流的「整體醫學＝身心醫學」的想法。

後來神賜木的研究除了巴西以外，在美國、歐洲、日本及世界各地也有研究者不斷研究，期盼能發現更多的藥理作用。

簡單為各位介紹目前已知的作用。

●消炎作用 ●鎮痛作用 ●改善神經傳導作用 ●止血作用 ●利尿作用 ●貧血改善作用 ●鈣代謝作用 ●改善免疫機能作用 ●抗菌作用 ●改善內分泌作用 ●強心作用 ●強壯強精作用 ●改善粘膜作用 ●抗腫瘤作用 ●解毒作用 ●抗病毒作用 ●抗真菌作用 ●改善食慾作用等。

各國醫師利用這些作用，發表在臨床上能改善及治癒的疾病和症狀，內容相當的多。

●動脈硬化症 ●靜脈瘤 ●高血壓 ●貧血性 ●大腸炎 ●支氣管炎 ●癌 ●白血病 ●氣喘 ●感染症 ●創傷 ●痙攣 ●潰瘍 ●風濕 ●濕疹 ●狼瘡 ●前列腺炎 ●齒槽膿漏 ●慢性肝炎 ●肝功能障礙 ●腎炎 ●心肌梗塞 ●鎮痛 ●痲瘋病 ●淋病 ●女性生殖器官炎 ●大量出血 ●胃炎 ●疱疹 ●帕金森氏病 ●白癬 ●膀胱炎 ●十二指腸潰瘍 ●脾臟感染症 ●霍奇金病 ●結腸炎 ●愛滋病等。

當然，還要加上糖尿病。糖尿病是產生胰島素能力減退或完全無法產生胰島素的疾病，而神賜木則具有改善及治癒糖尿病的力量，但糖尿病的可怕之處，在於病情惡化時會出現廣泛的併發症。

糖尿病患者的壽命會因併發症而縮短十年，但神賜木廣泛的藥理作用，能改善各種併發症。

當然，想單獨使用神賜木進行治療或改善相當困難，故要配合食物療法與運動療法，以及各種併發症的治療法，較容易進行治療。

在日本癌學會發表的抗癌作用引起極大的回響

目前世界上對於神賜木研究最先進的國家，就是日本。

帶頭者就是前京都大學藥學部的助教上田伸一，以及京都府立醫科大學的助手德田春邦，此二人清楚明白到神賜木的抗癌作用，並在學會上加以發表。

兩人在第五十二屆癌學會總會中，發表關於神賜木抗癌作用的研究，引起很大的回響。

一個就是上田、德田二人共同的研究，經由動物實驗，證明神賜木能抑制癌發生的第二階段（膽汁酸或糖精等令細胞膜出現異變，使其癌化）。

神賜木能抑制四十％的皮膚癌，七十％的肝癌發症。

另外一個則是上田博士和金澤醫科大學共同進行的研究，經由試管實驗，證明神賜木的抑制致癌成分「ＮＦＤ」，對於所培養的人類癌細胞，具有阻止增殖作用及殺死癌細胞的作用。

同時，也進行對於正常細胞的實驗，發現它幾乎不會出現毒性。神賜木的抗癌成分，會選擇癌細胞加以殺死或抑制其增殖，並不會產生副作用，這是經由許多臨床症例。所得知的事實，且試管實驗也加以證明其功效。

本篇的目的在於糖尿病，因此不再談及抗癌作用，總之，神賜木的效果，的確比藥物更為驚人。

利用神賜木治好糖尿病的護士，感到非常驚訝〈四十歲・女性〉

我們將話題集中在糖尿病的焦點上。詳細探討一個糖尿病治癒的症例。

Ｃ女士是一位四十歲的護士，住在大阪。

一九九五年二月罹患糖尿病。

「這一年的一月感冒之後，結果不斷惡化、咳嗽嚴重。十二年前，曾在懷孕時罹患氣喘，非常痛苦，後來氣喘雖治癒，咳嗽依然持續不已。令我不禁擔心是否會再發，於是進行各種檢查，結果發現氣喘並無大礙，血糖值卻為一百七十mg／dℓ，為成人型糖尿病，我的親戚之中並沒有糖尿病患者，而在三十五歲診查時，也無糖尿問題出現，真令我驚訝——醫師說可能與肥胖或壓力有關吧！身高一六〇公分，體重七十四公斤——身為護士的我，介於醫師與患者之間，當然會積存壓力。」

但是醫師並沒有開出降血糖劑，只是建議她限制飲食與改善生活，以消除壓力。

C則認為光靠這樣仍不夠，於是開始服用市售的神賜木。

將置身於巴西亞馬遜河熱帶雨林高三十公尺以上的神賜木內部樹皮磨成粉末，用大量的水煎煮，當成茶飲用。

「我在前年秋天罹患嚴重感冒，當時女兒之幼稚園同學的媽媽告訴我神賜木製的茶不錯。於是我便買來喝，翌日病情就痊癒了。那時聽說神賜木對於糖尿及各種疾病都有效，我想這次該使用它了——於是認真的飲用，一天喝兩公升。」

C之所以想利用神賜木治療，事實上有她的理由。

「醫師吩咐我食量要減半，減輕體重以克服糖尿，但是我無法嚴格限制飲食。」

C每天早上都要送報紙，而且還要照顧孩子，負起主婦的責任，並且還擔任護士，工作非常勞累，要一整天不停忙碌的C，只攝取二分之一的熱量是不可能的。

「醫師說過，若無法藉由食物療法改善，就得使用降血糖劑，但我不想讓事情演變到這種地步，因而使用神賜木。剛開始飲用的數日內，食慾旺盛，肚子很容易餓，不吃便受不了，因而不顧一切的吃，令我感到很困擾，但是倦怠感消失了，全身狀態良好。」

因為體調變好，故白石過著一邊喝神賜木茶，一邊好好用餐的生活。

過了二個月後，出現了有趣的現象。

「吃了這麼多，體重卻減輕了。聽說糖尿病惡化時，體重會減少，我擔心是否惡化而感到不安，但我全身的體調都很好。第二個月測量血糖值時，下降為一二五mg／dℓ，而正常值的上限為一一〇mg／dℓ，一二〇則在界限上，快達到正常值了。體重減輕並非因糖尿病惡化，而是神賜木發揮調整作用的結果。」

神賜木的確能使全身代謝活性化，具有保持身體機能平衡的作用。飲用神賜木茶，會使腎功能活性化、促進排尿，這是許多臨床醫師根據經驗所證明的。體內不需要的有害物質，會隨著小便一起排出體外；而原本排尿不順暢的中高年齡層，飲用三天左右的神賜木茶，排尿便會順暢如年輕人般。

C的尿原本有點混濁，但漸漸地就變得澄清，成為透明色。

得到自信心的C，後來仍持續飲用神賜木茶，想吃什麼就吃什麼，過著精力充沛的生活，其血糖值從一二五下降為一二〇，有時會在一三〇㎎／dℓ的範圍內，直到現在。

「雖然徘徊在界限上，但是我的體調很好，這種作法會繼續長久實行。而且我未曾服用降血糖劑，故我認為光靠神賜木便能控制我的血糖，體重方面，已減少五公斤，變成六十九公斤，我想仍會持續減少。」

總之，因自覺到體調良好，故白石認為萬一血糖值突然上升或體調不佳，再使用降血糖劑等現代醫學方法也不遲。

C飲用神賜木後，其胰臟胰島β細胞產生胰島素的能力變為如呢?

關於這一點並未進行檢查，因而究竟出現何種現象則不得而知。

「我自己在醫院工作，卻未告知醫師我喝神賜木茶，這實在是難以啟齒，因此並未檢查……」

但是根據以往醫師的臨床研究，發現利用神賜木持續控制時，內分泌系得以調整，胰島系分泌也活性化。十年前，在日本臨床上使用神賜木治療癌症、泌尿器官疾病、慢性病的大阪府吹田市「大山泌尿科」的大山武司醫師，對神賜木之於糖尿病的作用，有以下的說法：

「神賜木具有改善內分泌（荷爾蒙分泌等，胰島素也是荷爾蒙的一種）的作用，當然會因患者的病情和體質，而具有個人的差別，若持續飲用，則能改善胰島素的分泌。且具有強力抗發炎作用及免疫力活性化作用，從這方面來看，當然也能修復及改善因糖尿病而受損的胰臟。」

在大山醫師的著書中，闡述投予六名糖尿病患者神賜木的結果。投予神賜木三個月到六個月後，血糖值的變化如下：

六名患者中，有四名的血糖值顯著下降，從二七〇mg／dℓ左右降為一七〇，從二五〇左右降低為一六〇，以及從二〇五左右降低為一四〇。

但是六名中有二名的血糖值反而上升。當然這二名是因使用方法錯誤，造成糖尿病惡化，令血糖值上升。有一人雖飲用神賜木茶，但他認為糖尿病這麼一來便無大礙，故未持續進行食物療法。飲用神賜木茶到了第三個月，血糖值下降為一三〇mg／dℓ，但第六個月時，血糖值卻上升為二三〇。

C雖過著與此患者類似的生活，卻能巧妙地控制血糖，究竟二者之間的差距為何？頗耐人尋味。或許是食物的質與飲酒過度的差距吧！

服用六個月後便毋須再注射胰島素

另外一位患者，則是一天要注射二十單位的胰島素。在服用神賜木的同時，可以減少胰島素的量。故原本一七〇mg／dℓ的血糖值，上升為二七〇mg／dℓ。

這是因使用方法錯誤所致，而非神賜木的作用使血糖值上升。

而大山醫師的臨床上，也出現已經注射胰島素的四十二歲女性，服用神賜木六個月便毋須注射胰島素的事實。

「開始服用神賜木的一年前，空腹時血糖值為三百mg／dℓ，且開始注射胰島素。一天二十單位的胰島素，使得血糖值下降為二二〇mg／dℓ；持續注射並服用神賜木三個月後，則下降為一六〇，胰島素的量減少為十單位。六個月後，不需注射胰島素，血糖值恢復為一二〇mg／dℓ。」

這位患者現在並未注射胰島素，光服用神賜木便維持非常良好的狀態。

這就是說，服用神賜木就能使β細胞分泌必須量的胰島素。神賜木對於胰島素依賴型、非胰島素依賴型，任何一型的患者都具有值得一試的價值。但是，切勿模倣C這種例外的治癒症例，一定要好好持續食物療法、運動療法來服用神賜木。

此外，大山醫師使用神賜木治癒疾病時，會配合疾病的種類和病情，使濃度變為二倍、四倍等，富於變化而投予患者。

確實想治好嚴重疾病時，一定要與熟悉神賜木的醫師商量，達到醫學治療的平衡。適當的服用方法才是捷徑。

一九九六年四月，京都開設「神賜木研究所」，以上田伸一博士為主，專門進行關於神賜木的研究，使得大山武司醫師等人的臨床實驗，更為活絡。

也許將來神賜木會從機能性食品，搖身一變為醫療製品。

現在C利用神賜木，每天都很有元氣地從事護士的工作，照顧患者，也讓孩子們每天喝一杯神賜木茶。

「感冒會立刻痊癒。在我服務之處有許多糖尿病患者，我很想告訴他們神賜木非常有效，但礙於職務的關係，不能這麼做。我認為大部分的初期糖尿病患者，可藉著食物療法來改善。」

遺憾的是C不能告訴他們這個訊息。

相信明白神賜木能改善糖尿病構造的日子，已為時不遠。

那時或許便有許多醫師在醫療現場，建議患者飲用神賜木茶。

蘆薈

●使遭到破壞的胰臟β細胞再生，並能降血糖值的兩種成分

研究發明萬能藥蘆薈具有治癒糖尿病的能力！

幾乎家家戶戶都有一盆蘆薈，為非常普遍的民間療法植物，但有許多人不知蘆薈能發揮強力的降血糖作用。

蘆薈別名「不要醫生」，事實上，紀元前二千年古埃及時代，就將它當成萬能藥於世界各地使用。

一千三百年前，由中國傳至日本。當時，蘆薈解救了伊豆地方患流行病的村人，並留有記錄。

此外，江戶時代的醫書『大和本草』中，也將蘆薈記載為漢方藥。

分布於世界上的百合科的植物蘆薈，大約有四百種，而具有藥效成分者，為「劍蘆薈」和「扁蘆薈」兩種，是特別當成治療用的蘆薈。而日本銷售的蘆薈，幾乎

皆為此二種之一。

事實上，蘆薈的藥效非常廣泛，堪稱為萬能藥，這十五、六年來，逐漸以醫學方式了解其藥效成分。

像已故的藤田保健衛生大學總長藤田啟介醫學博士，一生皆致力於研究蘆薈的藥效成分，在劍蘆薈的研究中，居於世界的領先地位。

以下大部分來自於他的研究。

蘆薈的藥效首推「**抗發炎作用**」。

最普遍的就是對於割傷、燙傷、外傷時，可加以塗抹。折斷蘆薈將其汁塗於傷口上，不久後疼痛消失，並抑制發炎症狀，開始修復傷口。因此，若家中小孩經常撞傷或出現小傷時，通常都會種一盆蘆薈。

此外，吃、喝蘆薈汁能治好胃潰瘍等體內所形成的傷與發炎。

具有抗發炎及修復作用的，就是蘆薈中所含的「乳酸鎂」及「蘆薈羧肽酶」蛋白質分解酵素。

第二個藥效，就是「**健胃整腸作用**」。

可調整所有消化器官的功能，能當成健胃藥、便秘藥，且能阻止胃潰瘍的發生，具有廣泛的作用。

蘆薈中所含的「蛋白酶抑制劑」，能在胃中發揮抗炎、抗潰瘍作用，與先前所說的蘆薈羧肽酶的抗炎作用相輔相成，治療胃潰瘍。

「蘆薈素」是含在口中時會感覺苦味的獨特物質，能調整胃腸系統的失調，並能促進消化酵素——胃蛋白酶分泌，使胃的機能及腸的蠕動旺盛，幫助自然排便。而「蘆薈大黃素」具有解毒作用，能保護消化器官，免於進入胃腸內的腐敗物質或有毒物質的侵襲。

第三藥效，則是「**抗癌作用**」。

「蘆薈酊」「蘆薈植物凝血素物質」（TNF物質＝能產生腫瘤壞死因子）等蘆薈的成分，主要能使免疫力活性化，發揮抗癌作用。

此外，還有抑制組織胺分泌的物質。

除了這些成分外，尚含有一些不明的成分，總之，根據經驗，蘆薈實際上能改善的疾病有以下幾種。

高血壓、低血壓、肝臟細胞的再生、抑制癌發生、抑制風濕的疼痛、腰痛、肩膀痠痛、斑點、雀斑、皺紋、肌膚乾燥、長腫疱、面皰、過敏性鼻炎、異位性皮膚炎（並非塗抹，而是服用）、禿頭、頭髮稀疏、白髮、掉髮、頭皮屑（磨碎後塗抹於頭皮上按摩）、氣喘、支氣管炎、香港腳、口內炎、燙傷、感冒的預防與治療、喉嚨痛、發燒、膀胱炎、手腳冰冷症、撞傷、扭傷、皸裂、凍傷、齒槽膿漏等——也能改善及治癒糖尿病。

經由動物實驗，確認蘆薈具降血糖作用

吃了蘆薈的葉皮部分和多肉質部（裡面黏黏的部分）能降血糖值，改善糖尿病。實際上有這些經驗者，口耳相傳。持續吃蘆薈〈尤其是劍蘆薈〉一、二個月後，血糖值會在某個時期突然下降，有時甚至下降過度，但不久後便會上升，維持在正常值範圍內（七〇～一一〇mg／dℓ）；或在正常值的上限（一一〇mg／dℓ）附近的血糖值（一二〇～一三〇mg／dℓ），保持穩定狀態。長期持續食用蘆薈時，漸漸就恢復為正常值的例子並不少。

而且這個現象不只發生於非胰島素依賴型（Ⅱ型＝成人型＝胰臟產生的胰島素較少），就算是胰島素依賴型（Ⅰ型＝胰臟的β細胞遭受破壞，完全無法產生胰島素而必須注射）的患者也會發生。

胰島素依賴型糖尿病，已完全喪失產生胰島素的機能，因此每天必須由體外攝取胰島素，以控制血糖值。醫學上對於能用蘆薈來治療，認為是不可思議的現象。

一旦得知為胰島素依賴型，現代醫學便每天指導患者自行注射胰島素，控制血糖。若製造胰島素的β細胞遭到破壞，當然體內就無法產生胰島素，此為一般的醫學常識。

但若食用蘆薈或飲用液狀蘆薈，胰島素的注射量就可從十六單位減少為十單位、五單位，並能控制血糖值。有時甚至不再需要胰島素。

原本無法再生的胰臟胰島β細胞，卻能再生產生胰島素，若非如此，那就可能是蘆薈成分中的某種物質，代替了胰島素的作用，也就是說，蘆薈的成分具有與胰島素相同的作用。

藤田保健衛生大學的研究團體，以藤田啟介博士為主，想要了解劍蘆薈真如街頭巷尾所流傳，能降血糖值嗎?於是利用老鼠進行動物實驗。

這個實驗是利用鏈脲佐菌素將其破壞，形成完全無法分泌胰島素的狀態——也就是說，以人工方式製造出胰島素依賴型糖尿病（I型）鼠。在老鼠腹腔內注入葡萄糖，當然會因體內無法產生降血糖的胰島素，令血糖值上升。二十四小時後，上升為四百mg／dℓ以上，且會持續上升。投予一群這種狀態的老鼠劍蘆薈葉皮部分的萃取劑；而另一群胰島素依賴型老鼠，則給予劍蘆薈葉內部肉的萃取劑。結果，給予葉皮部分的老鼠，第三天的血糖值急速下降，第二十九天降低為一六〇～一七〇mg／dℓ；後來持續緩慢下降，到第一百天時，恢復為正常值。

而投予葉肉質部的老鼠，第二十一天血糖開始急速下降，第三十七天降低為二百mg／dℓ，第七十天變為一二〇～一三〇mg／dℓ，往後便維持在這個數值左右。

神奇！降血糖值有兩種作用

經由實驗，證明葉皮與肉質部皆具有降血糖的作用。但葉皮部分的效果較強，而停止投予肉質部分的老鼠，其血糖值會慢慢上升。

也就是說，蘆薈葉的肉質部分經由推測，可能含有代替胰島素的物質。

但遺憾的是究竟肉質部分的何種成分，具有胰島素的作用，目前尚未確認，或許能確認的日子已為時不遠。

這真是劃時代的研究，當然，這個作用非胰島素依賴型（Ⅱ型）的糖尿病有效。但經由動物實驗，卻得知葉肉部分所進行的可怕作用。

將實驗鼠分為四群。

一群完全不給予蘆薈，以靜脈注射方式投予鏈脲佐菌素。當然，這時胰臟胰島β細胞會完全遭到破壞，喪失產生胰島素的能力。

第二群鼠則在投予鏈脲佐菌素三十分鐘以前，給予蘆薈葉部分的萃取劑，則這群鼠沒有任何異常現象，胰島素維持正常。解剖後調查胰臟胰島β細胞，發現鏈脲佐菌素完全未從血管滲透至此處，β細胞絲毫未損。

第三群投予鏈脲佐菌素兩小時後、第四群鼠四小時後，給予蘆薈葉萃取劑。兩者的β細胞都遭受一些破壞，但與完全不投予蘆薈葉的一群相比較，其損害程度較底。

二小時後給予蘆薈的第三群鼠，比起四小時後才給予蘆薈的第四群鼠而言。β細胞受損的情形較少。

實驗之後，將各群老鼠的胰臟取出調查，發現鏈脲佐菌素原本會由血管滲透到胰島，但蘆薈葉皮的萃取劑卻阻止這種現象。一旦鏈脲佐菌素由血管滲透的話，就會進入胰島、破壞β細胞。而蘆薈葉萃取劑中，含有防止其浸出的成分，故推測蘆薈能阻止包括鏈脲佐菌素在內，會破壞β細胞的物質滲出。

嚴格來說，關於糖尿病的發生原因及其構造，目前尚有許多不明之處，因此蘆薈可能在我們未知的部分，發揮一些作用。

當然並無法輕易斷言，但實際上糖尿病患者攝取蘆薈葉皮成分，而得到改善的事實，則令我們有這種想法。

另一個事實——鏈脲佐菌素破壞β細胞、使其減少的實驗鼠，在第三天至一百天各自投予蘆薈葉皮萃取劑，幾乎所有胰島八十%的β細胞都恢復機能。

結果就是蘆薈的葉皮也能使得因鏈脲佐菌素而變性的β細胞修復、再生。

這對於治療糖尿病而言，為一大革命。

目前的醫學仍無法了解究竟為何能產生這些現象，不知到底是蘆薈葉皮的何種成分、以何種構造進行這種作用。不過，我相信在研究者的努力之下，一切將豁然開朗。目前已經得知活用蘆薈的作用，能改善、控制糖尿病。

新藥大都是如此產生。將蘆薈葉皮的成分特定出來，確認其構造之後，或許糖尿病的特效藥會就此問世。在身邊擺一盆蘆薈，是最簡單、經驗的作法，但有些人會討厭它的苦味，感覺得培養蘆薈很麻煩，則可以使用一些將劍蘆薈成分製成顆粒狀的製品，也是不錯的方法。

銀杏葉精

●改善糖尿病性血管障礙，使血糖值正常

文明病的名醫銀杏葉精的改善血液循環作用

歐洲各國如法國、德國等，認為銀杏葉具有改善血液循環及保護血管的作用，因此，從一九七二年起，便廣泛使用這種特效藥。德國有與中國漢方合稱為雙璧的德國漢方傳統，並以此為基礎，產生許多西方醫藥。

數年以來，銀杏葉精一直是德國全部藥品中營業額占第一位的藥品。它含有十三種屬於類黃酮和銀杏苦內酯的成分，藉著這些物質相輔相成的作用，能促進動脈的血液循環，預防及改善血管老化與動脈硬化。

在德國，主要當成腦機能障礙的藥物，也用來治療腦中風的後遺症——感覺麻痺、記憶障礙、頭昏眼花、耳鳴、頭痛、視力減退、腦梗塞，以及心臟疾病、末梢血管障礙與血液循環有關的成人病的治療。

研究機關和臨床現場發表了許多研究，已逐漸了解到銀杏葉精的構造。

德國對於二千八百三十五名腦血管障礙和痴呆患者進行臨床實驗，一天投予一百二十毫克至三百六十毫克的銀杏葉精，一年後，出現六十～七十八％有效的結果。

銀杏葉的營業額在法國所有醫藥製品中占第二位，它能改善腦的血液循環，治療腦中風、腦梗塞、腦血栓，這一點與德國相同。但在糖尿病、高血壓、心臟疾病、過敏疾病、高脂血症、腎臟疾病與氣喘等方面，也是備受重視的治療藥。

銀杏葉精與其他西方醫學的藥物不同，為自然生藥，因此經常使用於家庭中。

歐洲人食用較多點心，故因血管系或血液循環不良而引起的成人病與慢性病很多，為了加以預防，銀杏葉精便被當成一種家庭常備藥，受人歡迎。且銀杏葉是自然物質，故改善血液循環及使血管正常化的作用，比藥物更強大。

銀杏葉精在日本被當成機能性食品，受到大眾的喜愛。

當然，其本質與歐洲所使用的銀杏葉精相同。大半銀杏葉精的原料，皆是由歐洲進口（歐美現在廣泛栽培銀杏葉，使全世界的人們都能喝到銀杏葉精）。

像日本的德島大學等地，也開始研究銀杏葉精去除活性氧的作用，而臨床上使用的醫師也逐漸增加。

日本最早開始使用銀杏葉精的醫師，是德島縣鳴門市「南海醫院」的醫師仁木繁，並根據自己的經驗，寫下敘述銀杏葉精作用的書籍。

仁木醫師廣泛的參考歐洲的研究文獻，將銀杏葉精的作用分類如下：

①直接作用於血管壁（平滑肌纖維），修復脆弱的血管，②使硬化的血管恢復彈性，③擴張狹窄的血管，使其恢復為正常的口徑，④防止血栓，⑤減少末梢血管的抵抗，去除瘀血，⑥強化動脈、靜脈、毛細血管，尤其會在腦及末梢血管發揮作用，⑦降低血糖值，⑧降低膽固醇，⑨使因老化而收縮的膀胱擴張，⑩防止內臟發生小的痙攣現象，⑪使生理活性物質（荷爾蒙等）活性化，⑫去除活性氧，⑬促進免疫機能。

有這麼多的作用，真令人感到驚訝，但根據新的研究，發現它也能改善過敏。也就是說，它能改善所有的文明病。

當然，本書讀者注意到的就是第⑦項—降低血糖值。

降低血糖值，克服併發症

事實上，銀杏葉精之所以能降低糖尿病血糖值構造，醫學上迄今尚未有明確解答。不過，根據以往德國、法國等投予銀杏葉精的治療，發現糖尿病患者糖的代謝良好，血糖值有明顯改善。

前西德 G·Mubgnug 博士與 J·Alemany 博士，在『（利用銀杏葉精）關於末梢神經血液循環障礙的研究』的論文中，對於糖尿病方面的發表如下：

『對於二十名胰島素依賴型的真性糖尿病患者（必須注射胰島素＝詳情請參照第一章），投予銀杏葉精，結果二十名患者的胰島素量都能減少』。

除了能對糖尿病發揮作用改善血糖值外，銀杏葉精尚有強力修復血管作用和改善血液循環作用，藉著改善末梢血管的血液循環，而改善糖尿病特有的併發症。

根據先前二位德國博士的研究，認為『特別值得一提的就是銀杏葉精對於糖尿病性血管障礙的作用』，以及『由於具有顯著改善毛細血管的效果，故特別推薦利用銀杏葉精來治療糖尿病性血管障礙』。

服用銀杏葉精約三十分鐘後，到達腦的血流量增加、充分供給氧，因而頭腦清晰、思考迅速。因此，面臨重要會議前的三十分鐘，可養成服用五、六顆銀杏葉精的習慣，就能有好的表現。

家族中有糖尿病患者，於日常生活中也要積極使用銀杏葉精，以維持健康。

生物正常化物質

●陸續出現脫離糖尿病者！

萬能藥——機能性食品驚人的實績

「生物正常化物質」意味著使生物體正常化的語句。它給予人們某種萬能藥的印象，老實說，我最初聽見這個名稱時，著實感到懷疑。

因為以往被視為對萬病有效的誇張表現，事實上並非如此。

生物正常化物質是由日本傳統醱酵食品中，所發現的酵素HSO・1株與與SUN・0株一起做成調整微生物用培養劑，長期進行醱酵培養精製出的機能性植物醱酵食品。

當我收集關於這個食品的資料時，發現它的確對廣泛疾病具改善，治療效果，令人驚訝。

包括動脈硬化症、抗膽固醇、肝炎、胃炎、大腸炎、高血壓、低血壓、慢性腎不全、甲狀腺機能亢進症、貧血、心臟疾病、心律不整、腦血管障礙、異位性皮膚炎、花粉症、氣喘、濕疹、風濕、老人痴呆症、頭痛、頭昏眼花、腰痛、口內炎、香港腳、腱鞘炎、生理痛、更年期障礙、痔瘡、自律神經失調症、膀胱炎、疝氣、癌、愛滋病、所有創傷。

同時，尚包括糖尿病的改善與治癒。

為什麼這種物質具有廣泛作用呢？有許多大學等研究機構從多方面加以研究，目前已有某種程度的了解；同時也出現許多學術論文。

消除游離基（活性氧）作用、抗氧化作用非常強大，同時，能提高體內SOD（分解活性氧的酵素）的活性，藉此防止老化，治療因過氧化脂質而引起的許多成人病及慢性病——（根據岡山大學醫學部分子細胞醫學研究所神經細胞部門森昭胤教授，與開發者大里章博士等人的研究）。

因能促進肝臟功能、降低血液中的過氧化脂質，故能防止及治療高脂血症和肝硬化、糖尿病等慢性病、成人病——（根據愛媛大學醫學部奧田拓道教授的研究）。

生物正常化物質的作用，就是能阻止癌毒素毒性激素的作用（奧田拓道）。

阻止基因障礙誘因物質的活性，防止癌細胞等突變細胞發生——（聖湯瑪斯大學自然科學研究所格洛里亞．A．貝爾納斯及大里章、森昭胤）。

腦內恆常性安定（抑制痙攣）作用（森昭胤，加太英助、大里章）。

自然殺手細胞（殺死癌細胞）增強作用——（奧田拓道）。

尚有許多不勝枚舉的研究論文，在此無法一一介紹。

總之，生物正常化物質的基本作用，就是「消除活性氧」，因其與自然殺手細胞的活性化等各種作用都有關，故能預防及改善疾病。

只靠生物正常化物質便從糖尿病中解放出來〈五十八歲．女性〉

糖尿病的合併症及血糖值驟然改善的例子，經常見於愛用生物正常化物質者身上。將生物正常化物質含於口中，會產生甜味，為顆粒狀的單糖類。糖尿病患者能攝取糖類嗎？當然你會產生這種疑問，但是毋須擔心。

澱粉或蔗糖等多糖類在體內分解，成為多數的單糖，因此會使血糖值上升，但生物正常化物質本身就是單糖，即使進入體內也不會分解、增加，故不會直接使血糖值上升。

愛知縣高濱市的G女士（五十八歲）五十四歲時，出現異常口渴和頻尿現象，且急速消瘦。

「在一年半的時間內，瘦了十五公斤，身體倦怠、無法動彈，也沒有食慾。右背部和腹股溝部腫脹、疼痛，無法步行；背部腎臟所在位置腫得像瘤一樣大，不能仰躺睡覺。」

到醫院檢查時，發現飯後的血糖值為五九五mg／dℓ（飯後正常血糖值為一四〇mg／dℓ），診斷為糖尿病，但屋代女士基於宗教上的限制，拒絕治療。

「附近的鄰居都認為她不久於人世，而她自己也如此認為。」

一九九三年八月，G女士的友人告知她生物正常化物質並非藥物，而是機能性食品，因此建議她服用。G自己也準時記錄開始服用生物正常化物質後的變化。

一九九三年八月五日——開始服用生物正常化物質，早上十點與晚上就寢前各服用一包。側腹和腹股溝部疼痛，糖尿病特有的口渴與頻尿現象，令她痛苦。尿量很少，尿中帶有此疾病特有的強烈氣味，晚餐時幾乎無法進食。

六日——十小時服用一包，晚上增加為兩包。夜晚疼痛、無法成眠。

七日——黎明時因疼痛而服用一包，早上十點、下午三點各服用一包，夜晚兩包。白天因稍感空腹而感到高興。

九日——尿量增加，吃光一人份的午餐，這是許久未曾有過的事，朋友都說她臉色很好而感到高興，且會流汗。

十一日——身體輕鬆，偶爾會出現疼痛。早上、中午各服用一包，只要夜晚增量為四包，因為確實感受到效果，故願意服用一些生物正常化物質，一天的量為六包。

十二日——今天身體倦怠，但是疼痛現象減弱，早上和中午都能吃一小碗飯，真令人難以置信。

十五日——夜晚不再感覺疼痛，能一覺到天亮，非常高興。

十八日——食慾增加，腳站立不穩、搖晃的現象逐漸減少，變得穩定。尿的惡臭味減少，雖然仍有倦怠感，但可能是好轉反應吧！且糞便很難排出。

二十一日——食慾恢復，三餐都能吃一小碗飯，糞便很硬、難以排出，但因為能進食，故每天都能排出一些。尿量增多，大量流汗，實際感覺到身體的機能恢復；腰痛現象逐漸減輕，但側腹的腫脹尚未消失。可高興地和來探病的客人談話，臉頰也開始有肉。還有一些倦怠感，覺得整個體調的恢復已陷入一種一成不變的狀態，因此想求突破，故今天晚上一舉服用十包生物正常化物質。

二十四日——自一十一日以來，夜晚一直持續服用十包，因此倦怠感消失、覺得很舒服，終於可以外出了。

二十七日——因為家人、親戚的不斷催促，於是到醫院做檢查，高興地等待結果出現。

九月一日——檢查結果出來了，原本飯後一小時的血糖值為五九五mg／dℓ，下降為二九〇mg／dℓ，連醫師都感到非常驚訝。但有時右側腹仍會出現疼痛現象。

十七日——身體能隨心所欲的活動，做任何事都能產生幹勁，但稍微勉強時，仍是會感覺疲倦。但不再疼痛與口渴，排尿的間隔時間也拉長了。

「最近恢復元氣，能開車外出購物或與他人見面，經常走路。在街上碰見朋友時，他們都很驚訝，因為以前就算體調稍佳時，也是跛著腳外出，甚至有人傳說我已經死了呢？看到我的姿態後，所有人都開始爭相服用生物正常化物質——。」

G女士很有元氣地大聲訴說。

十月八日——十月五日血液檢查結果出來了，飯後血糖值為二一一mg／dℓ。

十一月二十三日——這個月的飯後血糖值下降為一七三mg／dℓ，到正常值尚差三十三，絕對不能掉以輕心，仍須多加努力。

到了下一個月，屋代的飯後血糖值終於恢復為正常值。

四個月後，我為了收集資料而與屋代碰面，以前就聽過她的情形，沒想到見到她後，發現她是一位充滿活力、非常開朗的人。以前因糖尿病而引起色素沈著、發黑的肌膚，現在則具有光澤、彈性，非常美麗。

G女士笑著說，現在只要看到體調不好的人，便會建議他們使用生物正常化物質。

「老實說，最初開始服用生物正常化物質時，嚴重疼痛急速消失，我甚至懷疑裡面是否摻入麻藥，而感到不信任，疼痛非常嚴重時服用十包，疼痛便完全消失——不過，我現在知道是不含麻藥的自然物質。」

現在G女士完全恢復正常，不必限制飲食，過著想吃什麼都能吃的生活。

「醫師要我好好實行食物療法，但他所開的藥，我根本連一包都不服用——我是不好的患者。可是我一天服用六包生物正常化物質，藉此令我的精神、肉體都能維持最佳狀態。」

目前醫學尚無法說明生物正常化物質是以何種構造，而使糖尿病迅速痊癒。

也許分子整合醫學能說明是消除活性氧或細胞活性化等等，根據以往對於生物正常化物質的研究成果，來找出理由，但想確定這些理由，也許要花較多時間。利用食品治療疾病，在分子細胞階段發生的變化太過深奧，的確需要進一步研究。

因為我們現在有糖尿病患者陸續痊癒的事實，故利用自己的身體活用生物正常化物質的力量，應是件好事。但也不該像G一樣，拒絕使用降血糖劑，一定要搭配食物療法與運動療法，來抵禦糖尿病這個大敵。

我想，這時正常化物質一定能發揮強大的治癒、改善力。

不需注射胰島素了！〈五十二歲・男性〉

這是一個利用生物正常化物質克服胰島素依賴型糖尿病的例子。

T先生〈五十二歲〉在岐阜縣各務原市經營飲食店，一九九三年十月八日因糖尿病而住院。

空腹時血糖值達到四一一mg／dℓ，為胰島素依賴型糖尿病。住院第二天開始注射胰島素，一天四次強化療法，三次注射十四毫升、一次注射七毫升。

「我知道之所以會罹患糖尿病的原因。每天十點關上店門，大概十二點才吃飯，常年如此當然會對身體不好，而且在發病前，我的長女出嫁了，令我覺得非常寂寞，也感到疲倦。接著身體發癢、全身無力、出現口渴和手指發麻的現象，我就知道得了糖尿病。」

藉著強化療法之賜，血糖值在四天後下降為二六五mg／dℓ。

「但是，醫生說我這一生都要持續注射胰島素，這對我而言是一大打擊。」

利用胰島素強化療法後，血糖值不斷下降，較低時為一七〇～一八〇mg／dℓ，較高則為三八〇mg／dℓ。

可能是因強化療法的緣故，覺得非常容易口渴，舌頭出現縱裂，無法攝取食物。

「後來我還聽說，若從體外大量注射胰島素，原本自己能分泌的少許胰島素將不再分泌，院中經常傳來這樣的情報——我不希望令自己的胰臟退化，於是在十一月二十九日勉強出院。出院後至其他醫院看門診，在自宅注射胰島素，不過只是注射普通量的胰島素——血糖值大致維持在一七〇～一八〇mg／dℓ，保持一種原地踏步的狀態，我想，這就是我胰臟功能的界限吧！」

持續這種狀態直到翌年六月，T便在女兒友人的介紹下，開始使用生物正常化物質，因為他不知道自己的胰臟是否只能達到目前狀態的界限，便抱持著孤注一擲之心，從六月十四日開始服用生物正常化物質。一次三包，一天服用三次。

「我並非很相信這種物質，只是稍做嘗試罷了！胰島素的注射量開始每天減少一毫升，若減少而血糖值並未上升，就證明生物正常化物質有效。當然，我是瞞著醫生這麼做的。」

可是，開始服用生物正常化物質的第一個月——七月十六日，T空腹時血糖值一口氣下降為一三四mg／dℓ。

當時胰島素注射量已減少為一次四毫升，一天三次及就寢前注射二毫升。

一個月後，到了八月時，空腹時血糖值為九五mg／dℓ，恢復為正常值。胰島素注射量又減少為一天三次、一次三毫升，及就寢前二毫升。

「一直維持空腹時血糖值為九十五mg／dℓ，便從十月起不再使用胰島素，後來血糖值稍微上升，但仍為一一二mg／dℓ或一〇三、一〇七，沒有超過正常值的範圍，故我認為我的胰臟β細胞已開始漸漸分泌胰島素了。

後來，一天服用三次、一次二包生物正常化物質，並一直維持穩定的血糖值，從一九九五年夏天開始，一天只服用一包，但血糖值卻沒有上升。現在的體調非常好，早上也能很有元氣的出門辦貨，我生病時，妻子非常擔心，而且一直忙著店裡的工作，真令我不安。而我現在已能恢復幹勁。總之，停止注射胰島素，自己的身體卻能自己分泌胰島素，真是太棒了！」

T充滿活力的說，也許再過不久，他就要向醫師坦白已不再注射胰島素了。

靈　芝

靈芝是令整個身體健康的上等漢方食材

到目前為止，我們尚未探討過漢方藥素材及機能性食品中，非常著名的「靈芝」。

靈芝是屬於多乳菌科的菌類，也稱為「萬年茸」。這個珍貴品在仙人居住的深山幽谷中被偶然發現，在四千年前就被當成皇帝的藥物使用。明朝李時珍所著的藥物書中，記載靈芝是「久服身輕不老，會延壽、成仙」的不老長生藥物。

在低糖金剛普洱茶中登場的重野哲寬醫師，利用大量的靈芝療法，治療末期癌的患者，令許多癌患者生還。

「身輕不老——這個說法，以現代醫學的觀點來解釋，就是『免疫機能活性化、調整荷爾蒙平衡，藉此調節生物體維持機能，使其正常化、保持細胞的年輕』。靈芝這個作用，已經藉許多研究者以醫學方式加以證明，而且進入一個臨床上可自由使用的時代，使身體原本具有的治癒力活性化、恢復健康，故靈芝對癌及成人病、慢性病等可光靠西方醫學藥物治好的疾病，能從根本加以治癒。因為靈芝的恢復健康效果，便能根治疾病。

現代病的要因大都是心靈歪斜或環境壓力、食物、疲勞、有害物質等肉體、精神的原因，再加上生活紊亂所引起。人類的身體就好像生命的小宇宙一般，是由複雜、微妙的生理機能互補或互相對抗，時時刻刻都有變化，以保持健康的平衡，是一個非常複雜的系統。想利用強力藥物來治療這個複雜的系統是不太可能的，若處理不好將有病之處根絕的藥物，則會使精妙的身體平衡瓦解。像醫原病就是一個非常嚴重的問題，而這都是因強力藥物損傷複雜的系統所致。

但是，利用靈芝治療疾病——不，應該說利用食品治療疾病，就不會發生這種情形，藉著調整整個生物體的循環機能，就能使身體發揮自己的調節能力，拾回健康，這的確是非常好的治療方法。

而能發揮這種作用的物質，就是漢方食材書『神農本草經』中的三百多種上品，而靈芝為其中的最上等，在治療使用，便可立刻得知。不過，靈芝所產生的效果非常大，故我會大量投予靈芝於癌或難治之症的患者，以突破治療的關卡。」

三十多年來埋首於靈芝研究中的重野醫師，在談及靈芝時，很自然地熱情洋溢。

「靈芝對糖尿病非常有效，所以，對於糖尿病患者的血糖值改善和併發症的治療兩方面，都使用靈芝。」

靈芝與胰島素的產生無關，能降低血糖值〈五十三歲・男性〉

齒科醫師X先生（五十三歲）於一九九三年四月末，來到重野哲寬診療所（東京原宿）。

十年來罹患嚴重的糖尿病，空腹時血糖值為四一三mg／dℓ。

X在這十年來，都利用現代醫學治療，服用降血糖劑，同時也進行食物療法、運動療法，並服用漢方藥，嘗試各種民間療法，卻都無法得到良好的改善效果。

出現糖尿病特有的血液循環障礙的現象，全身的狀態也因合併症而變得很差。

「X的身體長期受到糖尿病的侵襲，所以生物體循環機能的基本平衡紊亂，為了調整其能力，首先讓他服用搭配許多漢方上等藥材的『食物原動力食品』。想治療糖尿病，就得先改善體內循環，然後再將焦點集中在治療糖尿病上，使用『低糖金剛普洱茶』。

如此一來，便能提升整體的功能，此外，大量投予具有強力降血糖作用的『靈芝』。治療糖尿病，必須包括改善併發症的目的在內，謀求萬全之策。」

愛媛大學醫學部的奧田拓道教授，用動物實驗加以證明關於靈芝的降血糖作用。不論人類或實驗鼠攝取糖分時，血糖值會暫時上升。血糖上升就擁有元氣，但給予糖分前，奧田教授的研究群讓實驗鼠服用靈芝煎液，過一會兒之後再給予糖分，就能抑制老鼠的血糖值上升。

奧田教授認為靈芝的降血糖作用，與促進胰島素分泌的作用是完全不同的。也就是說，靈芝與胰島素無關，本身便具有降血糖的能力。

這說明靈芝對於胰島素分泌極端減退，或無法分泌胰島素的糖尿病患者而言。無疑為一大福音。

重野醫師認為應該要使用投予靈芝、使用能廣泛發揮效果的食物原動力食品，以及低糖金剛普洱茶的手段，綜合治療糖尿病及其併發症。

開始服用約一個月後，到了六月二日，X的血糖值下降為二〇五mg／dℓ。同時，自糖尿發病以來消瘦的體重，開始逐漸回升，而令X最感高興的，就是全身恢復元氣，

他來到醫院的當時，可能是因併發症之故，體力非常衰弱、容易疲倦，身為牙科醫師，下午工作時都得勉強站著，令他非常痛苦。

七月七日，血糖值為一一九mg／dℓ，還差一步就到達正常值，而體重則已完全恢復標準。

X的血糖值即使已進入正常範圍內，還是很有耐心地持續服用靈芝和食物原動力食品。因為森尾本身是醫師，他也知道就算血糖已恢復正常值，也不能說糖尿病已完全治好。

就算胰臟的胰島β細胞功能逐漸復原，但若無法改變容易形成糖尿病的體質，就不算是萬全的治療。

事實上，靈芝就有實現這個理想的偉大力量。

「發疹或身體出現的各種併發症都消失了，現在X充滿活力，每天都能很有幹勁的工作。最近，因糖尿病而減弱的性功能都恢復元氣，讓他非常高興。」

重野醫師對於這位患者開始治療後過了一個月，血糖值便急速下降而感到驚訝。他說：

「也許會有人認為非藥物的靈芝不會迅速對糖尿病產生效果，事實上，大部分的人對於漢方食品與機能性食品，都有這種想法。」

在治癒的過程中，逐漸打破患者先入為主的觀念，看到患者驚訝的表情，讓重野醫師覺得真是一大樂事。

第四章
不要再進入糖尿病的魔掌中

重新評估食物療法、運動及生活環境來保護自己——

東方人容易罹患糖尿病

中國醫學及漢方有「醫食同源」的說法，這對於糖尿病而言，的確是非常符合的說法。糖尿病所有的發病、治療、控制問題，都受到飲食的決定性影響。不僅是食物的質，包括食量在內的吃法，都對糖尿病的惡化及改善具極大的影響。

以往糖尿病被視為「富貴病」或「帝王病」，認為社會地位較高、富裕者，較易罹患此疾病，但現在的先進國家，無論是任何人，想吃什麼就吃什麼，所以已成為普遍性的疾病了。

而先進文明國家各方面都非常豐富者，反而罹患糖尿病的機率減少了。因為生活優裕之後，在時間與經濟上都較易維持健康。

現在的糖尿病，也可能是因為「生活型態的自我管理」失敗所致。

控制食物的量與質的過剩或偏差，在生活中納入適度運動以消耗熱量，並使胰臟與內臟功能活性化，還有不要積存過剩壓力，這三點非常重要。

不論糖尿病採用何種治療法，都必須把這三種生活型態自我管理，當成治療的基礎實行。若無法辦到這三項生活條件，則任何好的治療法都無法成功。

目前日本的糖尿病患者，包括潛在患者在內，約有六百萬人，再加上體質與肥胖的問題，將來罹患糖尿病的人口大約會達到三千萬人。

生活型態自我管理三條件，是最有效阻止三千萬名糖尿病預備軍發病的預防法。尤其東方人比歐美人更需要下意識地實行這三大條件。

就體質而言，東方人分泌胰島素的能力與長年經由肉食文化而鍛鍊的歐美人相比，會比較低。歐美人因為攝取脂肪較多的飲食，以及吃很多的冰淇淋、蛋糕等甜食，身體慢慢地獲得了適合這種攝食方式的生理，東方人卻是以穀物和魚等為主要攝食。

東方人的身體目前還沒有獲得能夠適應過剩脂肪和甘味的胰島素分泌能力。

美國對於日裔第二代進行疫學調查，確認了這事實。這些人比起歐美系的美國人而言，糖尿病發生率非常高。日裔第二代中高年齡層的糖尿病發生率為三〇％，預備軍為三〇％，總計六〇％。

但是第二次世界大戰以後，社會急速歐美化，使得我們體內的胰島素分泌能力和美國型飲食生活之間的差距更為嚴重。不只是胰島素分泌能力，國人的腸比歐美人較長，因此攝取肉食較容易產生害處，在身體各方面都產生了差異。

尤其在維持生命的基本飲食生活方面，很明顯地出現了這些差距，所以認為胰島素非依賴型糖尿病是其結果之一。

罹患糖尿病時，很多醫師會特別盡力指導三種生活型態中的飲食生活自我管理與改善，但是在其底部還隱藏著這些問題還沒解決。

如果是境界型輕微糖尿病，利用「糖尿病食」這種經過計算的飲食進行自我管理，而予以改善、治癒的例子並不少。

所以糖尿病預備軍之預防發病的作法，必須以「糖尿病食」當成決定的「預防食」。糖尿病治療的根本是「飲食的自我管理」。如果不控制飲食，就無法治療糖尿病。

何謂糖尿病治療食？

糖尿病食正確的說法應該是「糖尿病治療食」。

這食物療法的支柱是「攝取熱量的限制」。熱量限制的目的有二：第一、為防止血糖值的異常上升，第二、防止肥胖，藉此緩和胰島素作用不足。

糖尿病食的營養基準一日分的熱量，即「一二〇〇大卡至二〇〇〇大卡的範圍內」。在這範圍內到底要攝取多少程度呢？依患者的性別、年齡、體格、職業（是否容易活動身體，消耗熱量）來制訂一定的基準，再加上患者疾病的程度，由醫師或營養師來決定。

此外，糖尿病食不只是熱量，其中所含的營養質也非常重要。蛋白質、脂肪、碳水化合物這三大營養素，以及礦物質、維他命、微量營養素等，與生理活性有關的物質、食鹽等的攝取量，都必須有所控制。

基於食品交換表或食品的營養成分表來設計菜單。罹患糖尿病時，在大型醫院大都是由專家來進行食物療法的指導，因此要按照指導來設計菜單。

一九九四年三月，日本厚生省將「糖尿病者用配送到府食品營養指針」送達全國都道府縣知事。

糖尿病要接受醫生的指導，基本上在自己家中進行調理，但是無法只為家人中的一人特別調理這些食品，因此要實行的話非常困難。

此外，一般家庭中的飲食逐漸由罐頭食品與調理食品，或外食等所取代，所以難以選擇素材自行調理，要特別在家中調理糖尿病食很困難。

近年來，有一些大型的食材公司進行糖尿病食配送到府的服務。以一般家庭為對象的食材，配送到府服務系統已經開始推廣，還將其細分化適合家人的食材與適合個人的健康食（成人病、減肥的預防菜單）等，還有「成人病用菜單」這種控制疾病的菜單都登場了。

成人病用菜單也配合各種疾病，製造出高血壓用的食材或糖尿病用的食材等。現在全國有五十家業者一年配送四百萬食的糖尿病食，最大型的公司從一九八五年開始，已經實行成人病用菜單配送到府的服務。有很多人都利用這種服務。

由醫學博士等專家監督，熱量限制在一二〇〇～二〇〇〇大卡的多階段範圍內，控制鹽分、膽固醇、食物纖維等，配合食物療法的目的來進行調節。

這些成人病用菜單不只是讓患者吃，經由每天吃、每天接觸，在家庭中以展現食物療法食的「學習效果」。

鈴木吉彥醫師以「關於糖尿病患者的配送到府系統之現狀調查」為題所作的研究，發現接受配送到府服務的患者心聲中，大都「能夠學會食物療法」、「在自宅能夠製造糖尿病食」。

糖尿病食配送到府在治療上，對於社會而言，的確能夠發揮極大的作用。

但是中小型的配送到府業者中，所提供的食材有時候會不符合營養學或醫學觀點的食物療法目的。

因此，厚生省在「食物療法用配送到府食品適當化檢討會」中檢討，決定了「糖尿病者用配送到府食品營養指針」。

這指針是由厚生省所提出的糖尿病食的一種理想內容。

厚生省所提示的理想糖尿病食　（根據『糖尿病者用配送到府食品營養指針』）

●營養素

(1)　三大營養素

蛋白質、脂質、醣類

一日的熱量（kcal）	三大營養素的熱量比		
	蛋白質	脂質	醣類
一二〇〇	約二〇%	二五%~三〇%	一天的熱量中，減掉蛋白質、脂質熱量剩下的量
一三〇〇~二〇〇〇	十五%~二五%範圍內為適量	二〇%~二五%範圍內為適量	同右

(2) 維他命及礦物質

以國人的營養所需量（生活活動強度Ⅰ、男、四十~四九歲）為標準。

(3) 食鹽

一天攝取十g以下。

(4) 動物性脂質與植物性脂質比

動物性脂質與植物性脂質的比為二比三，來自魚類的脂質包括在植物脂質中。

(5) 食物纖維

一天攝取的目標為二〇g以上。

●菜單的製作

糖尿病者用配送到府食品的菜單要滿足以下的條件：

(1) 基於營養基準來製作。

(2) 食物構成要從日本糖尿病學會編「糖尿病食物療法的食品交換表」的表1～表6的食品及調味料中，取得適當量平均分配。

(3) 營養基準及菜單營養量的差異如下：

a 熱量　營養基準的±五%以內。

b 蛋白質、脂質　營養基準的±一〇%以內。

c 其他的營養素　營養基準以上。

但是a、b項，大約只要一週的平均值等於營養基準值即可。

(4) 為了使食物療法容易持續下去，菜單要富於變化。

(5) 食品材料的種類如下：

a 一天攝取三十種食品。

b　蔬菜攝取量為三百g／日以上，其中黃綠色蔬菜為一百g／日以上。

c　使用可溶性食物纖維含量較多的食品。

d　減少膽固醇含量較多的食品。

(6)　菜單表上記載以下的事項：

a　菜單名。

b　材料名、使用量、調理方法。

c　配合各個利用者營養量的調整方法。

d　熱量、蛋白質、脂質（動物性、植物性）、膽固醇、醣類、維他命A、維他命B_1、維他命B_2、維他命C、鐵、鈣、食鹽，以及食物纖維量。

上述的營養素，要利用食品成分表的營養計算來確認營養量。如果由其他公司購買罐頭食品等，以調理過的食品來使用時，也要參考該食品的營養成分表來確認營養成分。

糖尿病料理檢討的最佳作品是最佳的健康食

「糖尿病食是在罹患糖尿病的時候治療的基本，所以對於糖尿病預備軍而言，也可以當成糖尿病預防食。對於一般現代人而言，是『最佳健康食』。吃得太多或以調理食品為主來攝取飲食時，不知道其中到底添加了甚麼東西，所以在現代如果不能意識到這些問題，就無法好好地攝取到維護健康的飲食，所以雖說是糖尿病食，實際上卻是意識健康所攝取的最佳食品。」

這是日本醫療營養中心的井上正子所長（順天堂大學醫學部講師、女子營養大學YKS講師）所說的話。

井上正子醫學博士是營養師，從醫科、齒科、營養的立場進行疾病的預防與治療。尤其是對於過敏或異位性皮膚炎體質的疾病和因為高齡者的加齡而造成的疾病，以及身體的失調等，不遺餘力地利用飲食指導來改善。此外，對於糖尿病等成人病系的疾病食物療法上，展現了實績。

「糖尿病的食物療法要在日常生活中進行，因此必須是吃起來美味，而且能快樂攝取的食物。糖尿病食的飲食控制必須持續一生。所以經濟性和調理容易是重點。既然以控制疾病為目的，當然要按照營養均衡的目的來進行，而熱量也必須要配合患者。糖尿病食料理的條件比一般的料理更加嚴格。」

太平公司自一九九四年開始，為糖尿病者進行「糖尿病料理檢討」，同時請井上正子博士擔任審查委員長。太平公司最早被選為「糖尿病者用配送到府營養指針」的適合業者，為了對社會有所貢獻，從這一年開始進行糖尿病料理檢討。

「雖然要限制熱量，但是糖尿病食卻是能使疾病好轉的飲食，人類所必須的營養素和微量營養素都要網羅其中，不能太多也不能太少。要在絕妙的平衡上成立這種健康料理。請許多人在平常自家中花工夫作出來的糖尿病食貢獻出來，作為參考，不論是哪一種料理，都充滿製作者的情愛，以及要認真治療疾病之心，所以都是很好的料理。」在此，介紹廾上博士所介紹的第一屆與第二屆的最佳得獎料理。

第一屆的最佳料理是「五目釜飯和滑子菌湯」，是青森縣根岸國男（六三歲）所作的。醫生指示的熱量為一八〇〇大卡。三年前，教育住院中空腹時血糖值為一九〇～二〇〇㎎／dℓ，控制良好。材料與作法如表所示，熱量為五八四大卡。

「三年前知道自己罹患了糖尿病，當時進行三週的教育住院，自己開始作料理。妻子不在的時候，自己不會作會覺得很困擾，同時也不願意造成妻子的負擔，所以自己也學習。平常和妻子一起在廚房裡，向妻子學習，享受作料理之樂，得獎以後，想再多多磨練自己作料理的技巧。」

根岸輕鬆地說出得獎後的感言。

青森縣／根岸國男(63歲)

五目釜飯

※材料　※一人份的重量（公克）

米　五〇
糯米　四五
雞胸肉　三〇
蛋　一〇
豬肉　三〇
乾香菇　一〇
青豆　九
五香海苔（二片）
紅薑
食鹽
代糖
高湯醬油
酒
各少許

作　法

①米和糯米浸泡一小時以後，瀝乾水分。
②香菇浸泡還原，留下香菇汁。
③雞胸肉、香菇、竹筍切碎調味。
④在切碎的材料中加入香菇汁。
⑤蛋煎成蛋皮，切絲。
⑥青豆略煮。
⑦把煮好的飯放入盤中，撒上青豆、蛋，切絲的海苔、紅薑。

炒煮菜

※材料　※一人份的重量（公克）

蘿蔔乾　六
胡蘿蔔　三〇
佐料海帶
芝麻屑（少許）

作　法

①蘿蔔乾用水浸泡還原，瀝乾水分。
②胡蘿蔔切成細絲。
③用煎鍋炒材料，加入用佐料海帶作成的高湯炒煮，撒上芝麻屑。

梅乾納豆

※材料　※一人份的重量（公克）

※熱量攝取量／584 大卡
蛋白質攝取量／33.6 公克
脂質攝取量／15.5 公克

梅乾 八
納豆 二〇
青紫蘇（一片）

作法

①梅乾去籽磨碎，混入納豆中。
②青紫蘇切絲，撒在納豆上。

沙拉

※材料 ※一人份的重量（公克）

羊栖菜 二〇
埃及皇宮菜 三〇
花椰菜 三〇
奇異果 四五
草莓 二五
葡萄柚 二〇
醋、醬油 少許

作法

①羊栖菜浸泡還原，用水燙過。
②埃及皇宮菜煮過，切碎，和羊栖菜一起用醋和醬油調拌。
③花椰菜煮過，分為小株。
④奇異果和葡萄柚去皮，切成易吃的大小，草莓去蒂。

味噌湯

※材料 ※一人份的重量（公克）

豆腐 二八
滑子菌 一〇
乾菊 五
味噌 一二
乾魚（二條）

作法

①用乾魚煮成高湯。
②在高湯中加入切成骰子狀的豆腐，和滑子菌一起加熱，再加入味噌。
③味噌湯盛盤，撒上乾菊。

牛乳

※材料 ※一人份的重量（公克）

牛乳 一〇〇

茨城縣／久保洋子(47歲)

雞胸肉高麗菜捲

※材料　※一人份的重量（公克）

雞胸肉　四〇
高麗菜　五〇
菜豆　一五
乳酪　一五
蘿蔔苗　一
醬油　三
酒　三
鹽　〇・二五
高湯　〇・五

作法

①雞胸肉去筋，切成一公分大小。
②高麗菜一片片撕開，煮過。
③捲的時候，去除心的厚度。
④從三邊折起，捲好以後用綿線輕輕綁住。放入鍋中煮出較淡的口味。
⑤添上乳酪和蘿蔔苗。

蒸蘿蔔

※材料　※一人份的重量（公克）

蘿蔔　一〇〇
蝦　一三
秋葵　一〇
酒　〇・六
太白粉　〇・三
鹽　〇・一
低鹽醬油　二・五
酒　二・五
鹽　〇・三
高湯　〇・五

作法

①蘿蔔去皮，切成四公分圓片，切成釜形。
②用低鹽醬油把蘿蔔煮爛為止。
③蝦子剁碎，加入少量的太白粉、酒、鹽、然後一起塞入蘿蔔內至高出一公分的程度。
④蒸至蝦子熟了為止，不要蓋上蓋子。

※熱量攝取量／571 大卡
蛋白質攝取量／30.4 公克
脂質攝取量／12.4 公克
食物纖維／11.5 公克

油炒茄子

※材料　※一人份的重量（公克）

材料	重量
茄子	一三〇
油	三
蒜	五
醬油	二・五
酒	一五

作　法

①茄子縱剖為四等分，切成扇形。
②爆香蒜，放入茄子。
③用醬油、酒調味。

醋長芋

※材料　※一人份的重量（公克）

材料	重量
長芋	七〇
埃及皇宮菜	一〇
醋	二・五
醬油	二・五
檸檬汁	二・五

作　法

①長芋切絲。
②煮埃及皇宮菜，鋪在長芋上。
③淋上醋、醬油、檸檬汁。

什錦湯

※材料　※一人份的重量（公克）

材料	重量
蛋豆腐	八〇
舞茸	一〇
蘿蔔苗	一
昆布	二・五
低鹽醬油	二・五
鹽	〇・二
酒	二・五
味精	

作　法

①用昆布作成高湯，用低鹽醬油和鹽調味。
②蒸舞茸。
③在碗中放入蛋豆腐、舞茸、蘿蔔苗，倒入湯汁。

飯

※材料　※一人份的重量（公克）

材料	重量
米飯	一六五

確實實踐長壽健康食的重點

第二屆的得獎作品「蒸蘿蔔和蔬菜」是四菜一湯的和食菜單，熱量為五七一大卡。

料理者久保洋子（四七歲）是幼稚園職員，這料理是為了丈夫而作的。

丈夫現年五十一歲，在二十三歲時罹患了糖尿病。

二十三歲時，空腹時的血糖值為四〇〇mg／dℓ，二十七歲結婚，從一九八四年起，過著在腹部裝胰島素唧筒的生活。現在的血糖值為一二〇～一三〇mg／dℓ。

「接受糖尿病食已經二三年了，參加作品是平日常做的菜，而且能夠攝取到很多蔬菜，丈夫吃起來覺得很美味，是他喜歡的料理之一。做法簡單，也可以用來帶便當——。」

每餐都計算食品，使用無鹽粉或低鹽醬油。有時候則是不使用肉與油的懷石料理。

井上博士覺得這道菜看起來很美味，而且能表現出妻子的情愛，是很好的料理。

「無熱量，而且很美味。營養均衡，美味，素材的組合與其經濟性，都能夠得到高分。每一道菜多下點工夫，就能夠成為看起來不像糖尿病食的菜單。」

糖尿病成為「教育疾病」，經由教育住院而學會糖尿病食，在出院以後的日常生活實行。

這一次參加的作品，讓人覺得只要花點工夫，就能夠製造出美味的料理來。

「無法一次完全作出來，覺得非常遺憾。但是一定要吃蔬菜，決定好每一目標，不斷地實踐較好。這一週遵守各種事項，自己記錄下來或和家人一起討論，作一些宣言比較好，一天只能喝一瓶啤酒哦！」

井上博士這麼說，希望讓大家覺得糖尿病食並非特殊的飲食。

「可以視之為有助於長生的飲食，真的是如此哦！」

大致掌握糖尿病食的重點，再加入一些創意工夫，就能夠享受飲食之樂。

「我和醫師們都指導患者的飲食，和患者聊一聊生活上的情形，以了解食物的偏差，按照實情來改善菜單。想要一口氣使用理想的飲食菜單，可是基於患者以往的飲食習慣和喜好，而無法辦到，結果就失敗了。所以要把患者的喜好納入考量，慢慢地製造出糖尿病食，也就是健康食。」

換言之，慢慢地接近健康食。最大的原則是要嚴守一二〇〇～一八〇〇大卡的規定。

內容如下——

●控制油量，盡量控制脂肪較多的肉和魚，以及其他的油。

●一天攝取三〇〇公克蔬菜。

●使用海藻或蕈類。

●一天吃三〇項以上的食品。

●攝取食物纖維，則飯後血糖值不會迅速上升，要多攝取一些。

●蛋白質、脂質、碳水化合物要取得平衡。

●控制食鹽、糖分的攝取量，用醋和香辛料彌補味道。

●要攝取黑色（豆類等）、黃色（蛋）、紅色（番茄等）、白色（豆腐等）、綠色（蔬菜等）這五色食品。

●避免單品的外食，要選擇套餐。

大致如此即可。

「這種飲食是健康的控制基礎，而且是必要的，再加上機能性食品和維他命劑就更好了。總之要保持平衡，不要攝取太多的熱量，要避免營養偏差——再加上個人的情愛，就能夠控制糖尿病，應該可以安靜地過平衡的一生。

一病息災這句話用在糖尿病患者身上，是最適合不過了。」

井上正子醫學博士平靜溫柔地說出這番話。

與糖尿病好好相處——

輕鬆快樂地過著鬥病生活的意識改革——全糖聯的發展

「長久以來我是糖尿病患者。實際上，隱瞞自己是糖尿病患者的人並不少，因為糖尿病予人獨特的印象：喜歡大吃大喝，過毫無節制的生活——好像被看穿了缺點一樣，會覺得難為情。以前這是有錢有閑的人才會罹患的疾病，但是現在忙碌工作的人和兒童，都可能會罹患這種疾病。當然可以經由個人的自我管理來防止，但是以宏觀的眼光來看，糖尿病可以說是現代與社會的表現。在『豐富』、『便利』而成熟的產業社會中，任何地方的糖尿病患者都達到人口的五％，所以糖尿病是患者個人的疾病，也是反映文明社會的疾病，即「現代社會、文明本身就是糖尿病。

現代的糖尿病不只是因為個人的不規律生活和自我管理失敗而出現。現代糖尿病者是時代的體現者，因此，不要因為罹患糖尿病而覺得可恥。一旦發現時，我會告訴別人我得了糖尿病！」

全國糖尿者聯盟的藤本敏夫代表（五十二歲）訴說自己的心路歷程。

「現代是成人病的時代，我認為成人病是物質豐富與便利所造成的人類退化現象的表現。要因中還加上環境惡化與壓力。

這種人類的退化「成人病的象徵，即糖尿病。因此文明社會本身就是糖尿病。

」

藤本敏夫在一九六〇年末擔任「反帝全學聯」委員長，在長期服刑生活中，與歌手加藤登紀子在獄中結婚。當時是位話題人物。

藤本從四年的牢獄生活中解放出來，大吃大喝而在八年前淪為糖尿病患者。當時空腹時的血糖值為一一四㎎／dℓ。後來一直有著糖尿病患者奇妙的心態，在一九八四年，才了解糖尿病的現代意義，使自己的心靈得到了解放。

這一年十月，打起「與糖尿病輕鬆相處、搏鬥」的旗幟，成立「全國糖尿者聯盟＝全糖聯」。

以糖尿病者為對象的組織，最大的是「日本糖尿病協會（日糖協）」，全國各地有很多。日糖協在全國各都府縣有超過一〇〇處的分部，醫生與患者互助合作，面對糖尿病的挑戰。

「以往的組織幾乎都是由醫師掌握主導權，所指導的都是自古以來的觀念：『少吃、少喝、少運動，血糖上升過多，就要利用降血糖劑或胰島素』，當然這也很重要，但是像我們這些糖尿病者因為現代生活複雜，經常吃喝是無可避免的事，而發育旺盛年齡層的孩子，如果進行這種嚴格的食物療法，可能會阻礙成長。身體的其他部分可能會出現弊端。目前並沒有治好糖尿病的根本治療藥，為了改善糖尿病而使用機能性食品，嘗試民間療法，醫生會說不可以這麼做。糖尿病者因而或多或少感到煩惱，無法得到冥頑不靈之醫師的了解而煩惱。

由患者或糖尿者本身建立組織——全糖聯成立了。糖尿者可以一吐煩惱為快，而且在此也可以得到機能性食品、民間療法、漢方醫學、中國醫學對於糖尿有效的情報，全糖聯的建立最重要的著眼點是——從以往對於糖尿病的固定觀念中解放出來，輕鬆地與糖尿病相處。同志之間推展這種意識改革。」

全糖聯的會員數已超過五〇〇〇人，還在增加中。

戰勝高血糖存活的條件

「我對於『糖尿病』這種說法有點感到懷疑——。我主張稱之為『高血糖症』。」

藤本敏夫若無其事地提出令人感到驚訝的見解來。當然，在深入探討糖尿病的二一世紀，出現了糖尿的新型態。

「『糖尿病』的本態是『出現高濃度的血糖』，即『高血糖』。高血糖是現在這個時代不好所造成的。但是在以前耐生存的時代，面對環境的激變和生命的危機，留下了瞬間會使血糖上升的敏感體質條件，想要戰鬥或逃跑，迅速與敵人反應，展現行動，所以高血糖是必要條件。」

的確如此，人體內降血糖值的物質只有胰島素而已，但是卻有幾種會使血糖值上升的系統。因為在無法自由得到食物的時代，遇到萬一時一定要使血糖值上升，所以證明這也是重要的能力。

「極端而言，容易罹患高血糖的人，具備了很好的生存條件。我們是這些人的子孫，因此在發病以前比他人更有元氣。問題是如何在上升的高血糖不需要的時候，迅速使其下降，恢復至平常狀態呢？如果胰島素無法充分發揮機能，血糖值就無法恢復為正常值，這就是『高血糖』狀態，所以我認為把這種狀態稱為『疾病』是不太適當的說法。

高血糖的狀態一直持續著，稱之為『高血糖症』是比較適當的說法。」

藤本先生基於中國醫學的「未病」觀念來探討高血糖症，雖然還沒有已經擁有病名的疾病發症，但是在體內已經出現導致發病的狀態，這就是「未病」。

例如：膽固醇較高的狀態，本身不是一種疾病，但是持續這種狀態時，漸漸地就會引起動脈硬化症或心肌梗塞等疾病。

「現代的成人病與慢性病等，都與『未病』狀態有密切的關係，境界線不明。未病狀態是細胞或分子階段出現了變調。當這變調的情形到達一定的界線時，基因發出哀嚎，或出現異常，這就是癌。高血糖狀態會引起網膜症或腎症，理由亦同，所以『高血糖症』有輕重之分，但是類似未病的狀態。」

那麼，為甚麼會產生這種「未病」的狀態呢？

壓力與未病

食物、壓力、運動不足等生活領域的問題，導致未病狀態抬頭。

「生活領域的問題——即『文明的問題』。尤其是過度文明社會，使得肉體無法跟進的現代，食物與壓力成為製造未病的元凶。我認為食物建立了『高血糖』的基礎，但是會到達『高血糖症』的關鍵，很明顯地是壓力所造成的。高血糖症（糖尿病）的發症，當然是胰臟胰島β細胞的胰島素產生能力減退，以及細胞的胰島素感受性減退而引起的，而導致這些能力減退的關鍵就在於壓力。如果過著遠離壓力的生活，不久以後血糖值就會下降了。」

藤本在中國北京有事務所，每個月都會到那兒去。到中國去以後，血糖值都會下降。

在中國的漢方綜合醫院接受診察，拿回漢方藥來服用。利用針灸、整體、腳底按摩、吸玉療法等來進行治療。總之，他到中國去，就覺得很舒服。

「我也曾參加選舉，當時血糖值很高，糖尿惡化，所以壓力會造成最直接的影響。總之，高血糖症（糖尿病）會對於壓力產生敏感的反應，現在壓力社會加速出現。我預測在不久的將來，有文明先進國家，二〇％的人口都是糖尿病者。」

「糖尿病者具有時代尖端的性質」

糖尿病容易反映壓力，藤本則認為「糖尿病者具有時代尖端的性質」。

「糖尿病（高血糖症）是文明尖端性質的表現，具有時代的意志，表現時代的性質。現代本身已經是一種糖尿病現象，因此要趁早轉換方向，成為一個能讓糖尿病者拾回健康的社會，製造一個使糖尿病者減少的社會，否則人類將會走向滅亡之路，這就是一種警告——這是糖尿病所提出的警告。這就表示具有『走在時代尖端的性質』，同時也積極表現出這時代應該建立甚麼樣的社會。」

那是一個不會引起糖尿病（高血糖症）的社會，不會造成過剩壓力的社會。

「更簡單地說，是要創造一個能讓糖尿病者愉快健康生存的社會。不論是生活模式、生活環境、生活原理方面，都能夠舒適地生存。如果這是下一個時代的規範，則那個時代便是任何一人都能快樂生存的社會。」

這就是藤本敏夫及全糖聯的同志們的目標與理想。

「變化是在任何範圍內，都處於尖端的表現。糖尿病者就是在尖端的表現。我想對全國的糖尿病者說，糖尿病者是表現時代尖端的先驅者，並不是自我管理失敗，意志薄弱的人。我們並非因為能力太差而罹患糖尿，而是率直地按照時代意志而成為糖尿病者——。糖尿病是人類與社會、自然的關係瓦解的結果。」

藤本彷彿是全學聯委員長在演講似地，大聲疾呼，希望糖尿病者能夠抬頭挺胸。

當然，全糖聯也會努力改善糖尿病者的意識。

透過『與健康成為好朋友』的機構雜誌，報導最新糖尿病醫學情報與機能性食品情報，建立糖尿病報導的資料基礎，隨時可以拿出必要的報導來。與糖尿病有關的演講會，一年舉行十次，由加藤登紀子來安排。藤本敏夫在北京得到了處方，對於糖尿病非常有效的漢方藥「珍芪降糖」，也由加藤登紀子幫忙購買，而且也可以得到中國的糖尿病治療情報。

今後，全糖聯會如何展開活動，對於糖尿病者的世界會掀起何種革命都不得而知，但是至少已經在糖尿病者之間掀起了旋風。

藤本敏夫目前空腹時的血糖值為一二〇～一四〇mg／dℓ，喝酒，享受美食，很有元氣地忙碌於工作。

「只要放鬆心情，做一些快樂的事，血糖值一定會下降。如果做了討厭的事情，會立刻上升。」任何人隨時隨地都可以自由地加入全糖聯。

大展出版社有限公司
品冠文化出版社

圖書目錄

地址：台北市北投區(石牌) 致遠一路二段 12 巷 1 號
電話：(02) 28236031 28236033
郵撥：01669551＜大展＞
傳真：(02) 28272069

・生活廣場・品冠編號 61

1.	366 天誕生星	李芳黛譯	280 元
2.	366 天誕生花與誕生石	李芳黛譯	280 元
3.	科學命相	淺野八郎著	220 元
4.	已知的他界科學	陳蒼杰譯	220 元
5.	開拓未來的他界科學	陳蒼杰譯	220 元
6.	世紀末變態心理犯罪檔案	沈永嘉譯	240 元
7.	366 天開運年鑑	林廷宇編著	230 元
8.	色彩學與你	野村順一著	230 元
9.	科學手相	淺野八郎著	230 元
10.	你也能成為戀愛高手	柯富陽編著	220 元
11.	血型與十二星座	許淑瑛編著	230 元
12.	動物測驗—人性現形	淺野八郎著	200 元
13.	愛情、幸福完全自測	淺野八郎著	200 元
14.	輕鬆攻佔女性	趙奕世編著	230 元
15.	解讀命運密碼	郭宗德著	200 元
16.	由客家了解亞洲	高木桂藏著	220 元

・女醫師系列・品冠編號 62

1.	子宮內膜症	國府田清子著	200 元
2.	子宮肌瘤	黑島淳子著	200 元
3.	上班女性的壓力症候群	池下育子著	200 元
4.	漏尿、尿失禁	中田真木著	200 元
5.	高齡生產	大鷹美子著	200 元
6.	子宮癌	上坊敏子著	200 元
7.	避孕	早乙女智子著	200 元
8.	不孕症	中村春根著	200 元
9.	生理痛與生理不順	堀口雅子著	200 元
10.	更年期	野末悅子著	200 元

・傳統民俗療法・品冠編號 63

1.	神奇刀療法	潘文雄著	200 元

2. 神奇拍打療法　安在峰著　200 元
3. 神奇拔罐療法　安在峰著　200 元
4. 神奇艾灸療法　安在峰著　200 元
5. 神奇貼敷療法　安在峰著　200 元
6. 神奇薰洗療法　安在峰著　200 元
7. 神奇耳穴療法　安在峰著　200 元
8. 神奇指針療法　安在峰著　200 元
9. 神奇藥酒療法　安在峰著　200 元
10. 神奇藥茶療法　安在峰著　200 元
11. 神奇推拿療法　張貴荷著　200 元
12. 神奇止痛療法　漆 浩 著　200 元

・彩色圖解保健・品冠編號 64

1. 瘦身　主婦之友社　300 元
2. 腰痛　主婦之友社　300 元
3. 肩膀痠痛　主婦之友社　300 元
4. 腰、膝、腳的疼痛　主婦之友社　300 元
5. 壓力、精神疲勞　主婦之友社　300 元
6. 眼睛疲勞、視力減退　主婦之友社　300 元

・心 想 事 成・品冠編號 65

1. 魔法愛情點心　結城莫拉著　120 元
2. 可愛手工飾品　結城莫拉著　120 元
3. 可愛打扮 & 髮型　結城莫拉著　120 元
4. 撲克牌算命　結城莫拉著　120 元

・少 年 偵 探・品冠編號 66

1. 怪盜二十面相　（精）　江戶川亂步著　特價 189 元
2. 少年偵探團　（精）　江戶川亂步著　特價 189 元
3. 妖怪博士　（精）　江戶川亂步著　特價 189 元
4. 大金塊　（精）　江戶川亂步著　特價 230 元
5. 青銅魔人　（精）　江戶川亂步著　特價 230 元
6. 地底魔術王　（精）　江戶川亂步著　特價 230 元
7. 透明怪人　（精）　江戶川亂步著　特價 230 元
8. 怪人四十面相　（精）　江戶川亂步著　特價 230 元
9. 宇宙怪人　（精）　江戶川亂步著　特價 230 元
10. 恐怖的鐵塔王國　（精）　江戶川亂步著　特價 230 元
11. 灰色巨人　（精）　江戶川亂步著　特價 230 元
12. 海底魔術師　（精）　江戶川亂步著　特價 230 元
13. 黃金豹　（精）　江戶川亂步著　特價 230 元
14. 魔法博士　（精）　江戶川亂步著　特價 230 元

15. 馬戲怪人 （精） 江戶川亂步著 特價 230 元
16. 魔人銅鑼 （精） 江戶川亂步著 特價 230 元
17. 魔法人偶 （精） 江戶川亂步著 特價 230 元
18. 奇面城的秘密 （精） 江戶川亂步著 特價 230 元
19. 夜光人 （精） 江戶川亂步著 特價 230 元
20. 塔上的魔術師 （精） 江戶川亂步著 特價 230 元
21. 鐵人Q （精） 江戶川亂步著 特價 230 元
22. 假面恐怖王 （精） 江戶川亂步著
23. 電人M （精） 江戶川亂步著
24. 二十面相的詛咒 （精） 江戶川亂步著
25. 飛天二十面相 （精） 江戶川亂步著
26. 黃金怪獸 （精） 江戶川亂步著

·熱 門 新 知·品冠編號 67

1. 圖解基因與 DNA （精） 中原英臣 主編 230 元
2. 圖解人體的神奇 （精） 米山公啟 主編 230 元
3. 圖解腦與心的構造 （精） 永田和哉 主編 230 元
4. 圖解科學的神奇 （精） 鳥海光弘 主編 230 元
5. 圖解數學的神奇 （精） 柳 谷 晃 著

法律專欄連載·大展編號 58

台大法學院 法律學系／策劃
法律服務社／編著

1. 別讓您的權利睡著了(1) 200 元
2. 別讓您的權利睡著了(2) 200 元

·武 術 特 輯·大展編號 10

1. 陳式太極拳入門 馮志強編著 180 元
2. 武式太極拳 郝少如編著 200 元
3. 練功十八法入門 蕭京凌編著 120 元
4. 教門長拳 蕭京凌編著 150 元
5. 跆拳道 蕭京凌編譯 180 元
6. 正傳合氣道 程曉鈴譯 200 元
7. 圖解雙節棍 陳銘遠著 150 元
8. 格鬥空手道 鄭旭旭編著 200 元
9. 實用跆拳道 陳國榮編著 200 元
10. 武術初學指南 李文英、解守德編著 250 元
11. 泰國拳 陳國榮著 180 元
12. 中國式摔跤 黃 斌編著 180 元
13. 太極劍入門 李德印編著 180 元
14. 太極拳運動 運動司編 250 元

15. 太極拳譜	清・王宗岳等著	280 元
16. 散手初學	冷　峰編著	200 元
17. 南拳	朱瑞琪編著	180 元
18. 吳式太極劍	王培生著	200 元
19. 太極拳健身與技擊	王培生著	250 元
20. 秘傳武當八卦掌	狄兆龍著	250 元
21. 太極拳論譚	沈　壽著	250 元
22. 陳式太極拳技擊法	馬　虹著	250 元
23. 二十四式/三十二式 太極拳/劍	闞桂香著	180 元
24. 楊式秘傳 129 式太極長拳	張楚全著	280 元
25. 楊式太極拳架詳解	林炳堯著	280 元
26. 華佗五禽劍	劉時榮著	180 元
27. 太極拳基礎講座：基本功與簡化 24 式	李德印著	250 元
28. 武式太極拳精華	薛乃印著	200 元
29. 陳式太極拳拳理闡微	馬　虹著	350 元
30. 陳式太極拳體用全書	馬　虹著	400 元
31. 張三豐太極拳	陳占奎著	200 元
32. 中國太極推手	張　山主編	300 元
33. 48 式太極拳入門	門惠豐編著	220 元
34. 太極拳奇人奇功	嚴翰秀編著	250 元
35. 心意門秘籍	李新民編著	220 元
36. 三才門乾坤戊己功	王培生編著	220 元
37. 武式太極劍精華 +VCD	薛乃印編著	350 元
38. 楊式太極拳	傅鐘文演述	200 元
39. 陳式太極拳、劍 36 式	闞桂香編著	250 元
40. 正宗武式太極拳	薛乃印著	220 元
41. 杜元化＜太極拳正宗＞考析	王海洲等著	300 元
42. ＜珍貴版＞陳式太極拳	沈家楨著	280 元
43. 24 式太極拳＋VCD	中國國家體育總局著	350 元
44. 太極推手絕技	安在峰編著	250 元
45. 孫祿堂武學錄	孫祿堂著	300 元
46. ＜珍貴本＞陳式太極拳精選	馮志強著	280 元
47. 武當趙保太極拳小架	鄭悟清傳授	250 元
48. 太極拳習練知識問答	邱丕相主編	220 元

・原地太極拳系列・大展編號 11

1. 原地綜合太極拳 24 式	胡啟賢創編	220 元
2. 原地活步太極拳 42 式	胡啟賢創編	200 元
3. 原地簡化太極拳 24 式	胡啟賢創編	200 元
4. 原地太極拳 12 式	胡啟賢創編	200 元
5. 原地青少年太極拳 22 式	胡啟賢創編	200 元

・名師出高徒・大展編號 111

1. 武術基本功與基本動作 劉玉萍編著 200 元
2. 長拳入門與精進 吳彬 等著 220 元
3. 劍術刀術入門與精進 楊柏龍等著 220 元
4. 棍術、槍術入門與精進 邱丕相編著 220 元
5. 南拳入門與精進 朱瑞琪編著 220 元
6. 散手入門與精進 張 山等著 220 元
7. 太極拳入門與精進 李德印編著 280 元
8. 太極推手入門與精進 田金龍編著 220 元

・實用武術技擊・大展編號 112

1. 實用自衛拳法 溫佐惠 著 250 元
2. 搏擊術精選 陳清山等著 220 元
3. 秘傳防身絕技 程崑彬 著 230 元
4. 振藩截拳道入門 陳琦平 著 220 元
5. 實用擒拿法 韓建中 著 220 元
6. 擒拿反擒拿 88 法 韓建中 著 250 元

・中國武術規定套路・大展編號 113

1. 螳螂拳 中國武術系列 300 元
2. 劈掛拳 規定套路編寫組 300 元
3. 八極拳

・中華傳統武術・大展編號 114

1. 中華古今兵械圖考 裴錫榮 主編 280 元
2. 武當劍 陳湘陵 編著 200 元
3. 梁派八卦掌（老八掌） 李子鳴 遺著 220 元
4. 少林 72 藝與武當 36 功 裴錫榮 主編 230 元
5. 三十六把擒拿 佐藤金兵衛 主編 200 元
6. 武當太極拳與盤手 20 法 裴錫榮 主編 元

・少 林 功 夫・大展編號 115

1. 少林打擂秘訣 德虔、素法 編著 300 元
2. 少林三大名拳 炮拳、大洪拳、六合拳 門惠豐 等著 200 元
3. 少林三絕 氣功、點穴、擒拿 德虔 編著 300 元

・道 學 文 化・大展編號 12

1. 道在養生：道教長壽術 郝勤 等著 250 元

2. 龍虎丹道：道教內丹術　郝勤　著　300 元
3. 天上人間：道教神仙譜系　黃德海著　250 元
4. 步罡踏斗：道教祭禮儀典　張澤洪著　250 元
5. 道醫窺秘：道教醫學康復術　王慶餘等著　250 元
6. 勸善成仙：道教生命倫理　李　剛著　250 元
7. 洞天福地：道教宮觀勝境　沙銘壽著　250 元
8. 青詞碧簫：道教文學藝術　楊光文等著　250 元
9. 沈博絕麗：道教格言精粹　朱耕發等著　250 元

・易學智慧・大展編號 122

1. 易學與管理　余敦康主編　250 元
2. 易學與養生　劉長林等著　300 元
3. 易學與美學　劉綱紀等著　300 元
4. 易學與科技　董光壁著　280 元
5. 易學與建築　韓增祿著　280 元
6. 易學源流　鄭萬耕著　280 元
7. 易學的思維　傅雲龍等著　250 元
8. 周易與易圖　李　申著　250 元
9. 易學與佛教　王仲堯著　元

・神算大師・大展編號 123

1. 劉伯溫神算兵法　應　涵編著　280 元
2. 姜太公神算兵法　應　涵編著　280 元
3. 鬼谷子神算兵法　應　涵編著　280 元
4. 諸葛亮神算兵法　應　涵編著　280 元

・命理與預言・大展編號 06

1. 12 星座算命術　訪星珠著　200 元
2. 中國式面相學入門　蕭京凌編著　180 元
3. 圖解命運學　陸明編著　200 元
4. 中國秘傳面相術　陳炳崑編著　180 元
5. 13 星座占星術　馬克・矢崎著　200 元
6. 命名彙典　水雲居士編著　180 元
7. 簡明紫微斗術命運學　唐龍編著　220 元
8. 住宅風水吉凶判斷法　琪輝編譯　180 元
9. 鬼谷算命秘術　鬼谷子著　200 元
10. 密教開運咒法　中岡俊哉著　250 元
11. 女性星魂術　岩滿羅門著　200 元
12. 簡明四柱推命學　呂昌釧編著　230 元
13. 手相鑑定奧秘　高山東明著　200 元
14. 簡易精確手相　高山東明著　200 元

15. 13 星座戀愛占卜	彤雲編譯組	200 元
16. 女巫的咒法	柯素娥譯	230 元
17. 六星命運占卜學	馬文莉編著	230 元
18. 簡明易占學	黃曉崧編著	230 元
19. Ａ血型與十二生肖	鄒雲英編譯	90 元
20. Ｂ血型與十二生肖	鄒雲英編譯	90 元
21. Ｏ血型與十二生肖	鄒雲英編譯	100 元
22. ＡＢ血型與十二生肖	鄒雲英編譯	90 元
23. 筆跡占卜學	周子敬著	220 元
24. 神秘消失的人類	林達中譯	80 元
25. 世界之謎與怪談	陳炳崑譯	80 元
26. 符咒術入門	柳玉山人編	150 元
27. 神奇的白符咒	柳玉山人編	160 元
28. 神奇的紫符咒	柳玉山人編	200 元
29. 秘咒魔法開運術	吳慧鈴編譯	180 元
30. 諾米空秘咒法	馬克・矢崎編著	220 元
31. 改變命運的手相術	鐘文訓著	120 元
32. 黃帝手相占術	鮑黎明著	230 元
33. 惡魔的咒法	杜美芳譯	230 元
34. 腳相開運術	王瑞禎譯	130 元
35. 面相開運術	許麗玲譯	150 元
36. 房屋風水與運勢	邱震睿編譯	200 元
37. 商店風水與運勢	邱震睿編譯	200 元
38. 諸葛流天文遁甲	巫立華譯	150 元
39. 聖帝五龍占術	廖玉山譯	180 元
40. 萬能神算	張助馨編著	120 元
41. 神祕的前世占卜	劉名揚譯	150 元
42. 諸葛流奇門遁甲	巫立華譯	150 元
43. 諸葛流四柱推命	巫立華譯	180 元
44. 室內擺設創好運	小林祥晃著	200 元
45. 室內裝潢開運法	小林祥晃著	230 元
46. 新・大開運吉方位	小林祥晃著	200 元
47. 風水的奧義	小林祥晃著	200 元
48. 開運風水收藏術	小林祥晃著	200 元
49. 商場開運風水術	小林祥晃著	200 元
50. 骰子開運易占	立野清隆著	250 元
51. 四柱推命愛情運	李芳黛譯	220 元
52. 風水開運飲食法	小林祥晃著	200 元
53. 最新簡易手相	小林八重子著	220 元
54. 最新占術大全	高平鳴海著	300 元
55. 庭園開運風水	小林祥晃著	220 元
56. 人際關係風水術	小林祥晃著	220 元
57. 愛情速配指數解析	彤雲編著	200 元
58. 十二星座論愛情	童筱允編著	200 元

59. 實用八字命學講義　姜威國著　280 元
60. 斗數高手實戰過招　姜威國著　280 元
61. 星宿占星術　楊鴻儒譯　220 元
62. 現代鬼谷算命學　維湘居士編著　280 元
63. 生意興隆的風水　小林祥晃著　220 元
64. 易學．時間之門　辛　子著　220 元
65. 完全幸福風水術　小林祥晃著　220 元
66. 婚課擇用寶鑑　姜威國著　280 元
67. 2小時學會易經　姜威國著　250 元
68. 綜合易卦姓名學　林虹余著　200 元

・秘傳占卜系列・大展編號 14

1. 手相術　淺野八郎著　180 元
2. 人相術　淺野八郎著　180 元
3. 西洋占星術　淺野八郎著　180 元
4. 中國神奇占卜　淺野八郎著　150 元
5. 夢判斷　淺野八郎著　150 元
6. 前世、來世占卜　淺野八郎著　150 元
7. 法國式血型學　淺野八郎著　150 元
8. 靈感、符咒學　淺野八郎著　150 元
9. 紙牌占卜術　淺野八郎著　150 元
10. ESP 超能力占卜　淺野八郎著　150 元
11. 猶太數的秘術　淺野八郎著　150 元
12. 新心理測驗　淺野八郎著　160 元
13. 塔羅牌預言秘法　淺野八郎著　200 元

・趣味心理講座・大展編號 15

1. 性格測驗（1）探索男與女　淺野八郎著　140 元
2. 性格測驗（2）透視人心奧秘　淺野八郎著　140 元
3. 性格測驗（3）發現陌生的自己　淺野八郎著　140 元
4. 性格測驗（4）發現你的真面目　淺野八郎著　140 元
5. 性格測驗（5）讓你們吃驚　淺野八郎著　140 元
6. 性格測驗（6）洞穿心理盲點　淺野八郎著　140 元
7. 性格測驗（7）探索對方心理　淺野八郎著　140 元
8. 性格測驗（8）由吃認識自己　淺野八郎著　160 元
9. 性格測驗（9）戀愛知多少　淺野八郎著　160 元
10. 性格測驗（10）由裝扮瞭解人心　淺野八郎著　160 元
11. 性格測驗（11）敲開內心玄機　淺野八郎著　140 元
12. 性格測驗（12）透視你的未來　淺野八郎著　160 元
13. 血型與你的一生　淺野八郎著　160 元
14. 趣味推理遊戲　淺野八郎著　160 元
15. 行為語言解析　淺野八郎著　160 元

・婦 幼 天 地・大展編號 16

1.	八萬人減肥成果	黃靜香譯	180 元
2.	三分鐘減肥體操	楊鴻儒譯	150 元
3.	窈窕淑女美髮秘訣	柯素娥譯	130 元
4.	使妳更迷人	成　玉譯	130 元
5.	女性的更年期	官舒妍編譯	160 元
6.	胎內育兒法	李玉瓊編譯	150 元
7.	早產兒袋鼠式護理	唐岱蘭譯	200 元
8.	初次懷孕與生產	婦幼天地編譯組	180 元
9.	初次育兒 12 個月	婦幼天地編譯組	180 元
10.	斷乳食與幼兒食	婦幼天地編譯組	180 元
11.	培養幼兒能力與性向	婦幼天地編譯組	180 元
12.	培養幼兒創造力的玩具與遊戲	婦幼天地編譯組	180 元
13.	幼兒的症狀與疾病	婦幼天地編譯組	180 元
14.	腿部苗條健美法	婦幼天地編譯組	180 元
15.	女性腰痛別忽視	婦幼天地編譯組	150 元
16.	舒展身心體操術	李玉瓊編譯	130 元
17.	三分鐘臉部體操	趙薇妮著	160 元
18.	生動的笑容表情術	趙薇妮著	160 元
19.	心曠神怡減肥法	川津祐介著	130 元
20.	內衣使妳更美麗	陳玄茹譯	130 元
21.	瑜伽美姿美容	黃靜香編著	180 元
22.	高雅女性裝扮學	陳珮玲譯	180 元
23.	蠶糞肌膚美顏法	梨秀子著	160 元
24.	認識妳的身體	李玉瓊譯	160 元
25.	產後恢復苗條體態	居理安・芙萊喬著	200 元
26.	正確護髮美容法	山崎伊久江著	180 元
27.	安琪拉美姿養生學	安琪拉蘭斯博瑞著	180 元
28.	女體性醫學剖析	增田豐著	220 元
29.	懷孕與生產剖析	岡部綾子著	180 元
30.	斷奶後的健康育兒	東城百合子著	220 元
31.	引出孩子幹勁的責罵藝術	多湖輝著	170 元
32.	培養孩子獨立的藝術	多湖輝著	170 元
33.	子宮肌瘤與卵巢囊腫	陳秀琳編著	180 元
34.	下半身減肥法	納他夏・史達賓著	180 元
35.	女性自然美容法	吳雅菁編著	180 元
36.	再也不發胖	池園悅太郎著	170 元
37.	生男生女控制術	中垣勝裕著	220 元
38.	使妳的肌膚更亮麗	楊　皓編著	170 元
39.	臉部輪廓變美	芝崎義夫著	180 元
40.	斑點、皺紋自己治療	高須克彌著	180 元
41.	面皰自己治療	伊藤雄康著	180 元

42. 隨心所欲瘦身冥想法　原久子著　180 元
43. 胎兒革命　鈴木丈織著　180 元
44. NS 磁氣平衡法塑造窈窕奇蹟　古屋和江著　180 元
45. 享瘦從腳開始　山田陽子著　180 元
46. 小改變瘦 4 公斤　宮本裕子著　180 元
47. 軟管減肥瘦身　高橋輝男著　180 元
48. 海藻精神秘美容法　劉名揚編著　180 元
49. 肌膚保養與脫毛　鈴木真理著　180 元
50. 10 天減肥 3 公斤　彤雲編輯組　180 元
51. 穿出自己的品味　西村玲子著　280 元
52. 小孩髮型設計　李芳黛譯　250 元

・青 春 天 地・大展編號 17

1. A 血型與星座　柯素娥編譯　160 元
2. B 血型與星座　柯素娥編譯　160 元
3. O 血型與星座　柯素娥編譯　160 元
4. AB 血型與星座　柯素娥編譯　120 元
5. 青春期性教室　呂貴嵐編譯　130 元
7. 難解數學破題　宋釗宜編譯　130 元
9. 小論文寫作秘訣　林顯茂編譯　120 元
11. 中學生野外遊戲　熊谷康編著　120 元
12. 恐怖極短篇　柯素娥編譯　130 元
13. 恐怖夜話　小毛驢編譯　130 元
14. 恐怖幽默短篇　小毛驢編譯　120 元
15. 黑色幽默短篇　小毛驢編譯　120 元
16. 靈異怪談　小毛驢編譯　130 元
17. 錯覺遊戲　小毛驢編著　130 元
18. 整人遊戲　小毛驢編著　150 元
19. 有趣的超常識　柯素娥編譯　130 元
20. 哦！原來如此　林慶旺編譯　130 元
21. 趣味競賽 100 種　劉名揚編譯　120 元
22. 數學謎題入門　宋釗宜編譯　150 元
23. 數學謎題解析　宋釗宜編譯　150 元
24. 透視男女心理　林慶旺編譯　120 元
25. 少女情懷的自白　李桂蘭編譯　120 元
26. 由兄弟姊妹看命運　李玉瓊編譯　130 元
27. 趣味的科學魔術　林慶旺編譯　150 元
28. 趣味的心理實驗室　李燕玲編譯　150 元
29. 愛與性心理測驗　小毛驢編譯　130 元
30. 刑案推理解謎　小毛驢編譯　180 元
31. 偵探常識推理　小毛驢編譯　180 元
32. 偵探常識解謎　小毛驢編譯　130 元
33. 偵探推理遊戲　小毛驢編譯　180 元

34. 趣味的超魔術　廖玉山編著　150 元
35. 趣味的珍奇發明　柯素娥編著　150 元
36. 登山用具與技巧　陳瑞菊編著　150 元
37. 性的漫談　蘇燕謀編著　180 元
38. 無的漫談　蘇燕謀編著　180 元
39. 黑色漫談　蘇燕謀編著　180 元
40. 白色漫談　蘇燕謀編著　180 元

・健　康　天　地・大展編號 18

1. 壓力的預防與治療　柯素娥編譯　130 元
2. 超科學氣的魔力　柯素娥編譯　130 元
3. 尿療法治病的神奇　中尾良一著　130 元
4. 鐵證如山的尿療法奇蹟　廖玉山譯　120 元
5. 一日斷食健康法　葉慈容編譯　150 元
6. 胃部強健法　陳炳崑譯　120 元
7. 癌症早期檢查法　廖松濤譯　160 元
8. 老人痴呆症防止法　柯素娥編譯　170 元
9. 松葉汁健康飲料　陳麗芬編譯　150 元
10. 揉肚臍健康法　永井秋夫著　150 元
11. 過勞死、猝死的預防　卓秀貞編譯　130 元
12. 高血壓治療與飲食　藤山順豐著　180 元
13. 老人看護指南　柯素娥編譯　150 元
14. 美容外科淺談　楊啟宏著　150 元
15. 美容外科新境界　楊啟宏著　150 元
16. 鹽是天然的醫生　西英司郎著　140 元
17. 年輕十歲不是夢　梁瑞麟譯　200 元
18. 茶料理治百病　桑野和民著　180 元
20. 杜仲茶養顏減肥法　西田博著　170 元
21. 蜂膠驚人療效　瀨長良三郎著　180 元
22. 蜂膠治百病　瀨長良三郎著　180 元
23. 醫藥與生活　鄭炳全著　180 元
24. 鈣長生寶典　落合敏著　180 元
25. 大蒜長生寶典　木下繁太郎著　160 元
26. 居家自我健康檢查　石川恭三著　160 元
27. 永恆的健康人生　李秀鈴譯　200 元
28. 大豆卵磷脂長生寶典　劉雪卿譯　150 元
29. 芳香療法　梁艾琳譯　160 元
30. 醋長生寶典　柯素娥譯　180 元
31. 從星座透視健康　席拉・吉蒂斯著　180 元
32. 愉悅自在保健學　野本二士夫著　160 元
33. 裸睡健康法　丸山淳士等著　160 元
34. 糖尿病預防與治療　藤山順豐著　180 元
35. 維他命長生寶典　菅原明子著　180 元

36. 維他命 C 新效果 鐘文訓編 150 元
37. 手、腳病理按摩 堤芳朗著 160 元
38. AIDS 瞭解與預防 彼得塔歇爾著 180 元
39. 甲殼質殼聚糖健康法 沈永嘉譯 160 元
40. 神經痛預防與治療 木下真男著 160 元
41. 室內身體鍛鍊法 陳炳崑編著 160 元
42. 吃出健康藥膳 劉大器編著 180 元
43. 自我指壓術 蘇燕謀編著 160 元
44. 紅蘿蔔汁斷食療法 李玉瓊編著 150 元
45. 洗心術健康秘法 竺翠萍編譯 170 元
46. 枇杷葉健康療法 柯素娥編譯 180 元
47. 抗衰血癒 楊啟宏著 180 元
48. 與癌搏鬥記 逸見政孝著 180 元
49. 冬蟲夏草長生寶典 高橋義博著 170 元
50. 痔瘡・大腸疾病先端療法 宮島伸宜著 180 元
51. 膠布治癒頑固慢性病 加瀨建造著 180 元
52. 芝麻神奇健康法 小林貞作著 170 元
53. 香煙能防止癡呆？ 高田明和著 180 元
54. 穀菜食治癌療法 佐藤成志著 180 元
55. 貼藥健康法 松原英多著 180 元
56. 克服癌症調和道呼吸法 帶津良一著 180 元
57. B 型肝炎預防與治療 野村喜重郎著 180 元
58. 青春永駐養生導引術 早島正雄著 180 元
59. 改變呼吸法創造健康 原久子著 180 元
60. 荷爾蒙平衡養生秘訣 出村博著 180 元
61. 水美肌健康法 井戶勝富著 170 元
62. 認識食物掌握健康 廖梅珠編著 170 元
63. 痛風劇痛消除法 鈴木吉彥著 180 元
64. 酸莖菌驚人療效 上田明彥著 180 元
65. 大豆卵磷脂治現代病 神津健一著 200 元
66. 時辰療法—危險時刻凌晨 4 時 呂建強等著 180 元
67. 自然治癒力提升法 帶津良一著 180 元
68. 巧妙的氣保健法 藤平墨子著 180 元
69. 治癒 C 型肝炎 熊田博光著 180 元
70. 肝臟病預防與治療 劉名揚編著 180 元
71. 腰痛平衡療法 荒井政信著 180 元
72. 根治多汗症、狐臭 稻葉益巳著 220 元
73. 40 歲以後的骨質疏鬆症 沈永嘉譯 180 元
74. 認識中藥 松下一成著 180 元
75. 認識氣的科學 佐佐木茂美著 180 元
76. 我戰勝了癌症 安田伸著 180 元
77. 斑點是身心的危險信號 中野進著 180 元
78. 艾波拉病毒大震撼 玉川重德著 180 元
79. 重新還我黑髮 桑名隆一郎著 180 元

80. 身體節律與健康 林博史著 180 元
81. 生薑治萬病 石原結實著 180 元
83. 木炭驚人的威力 大槻彰著 200 元
84. 認識活性氧 井土貴司著 180 元
85. 深海鮫治百病 廖玉山編著 180 元
86. 神奇的蜂王乳 井上丹治著 180 元
87. 卡拉 OK 健腦法 東潔著 180 元
88. 卡拉 OK 健康法 福田伴男著 180 元
89. 醫藥與生活 鄭炳全著 200 元
90. 洋蔥治百病 宮尾興平著 180 元
91. 年輕 10 歲快步健康法 石塚忠雄著 180 元
92. 石榴的驚人神效 岡本順子著 180 元
93. 飲料健康法 白鳥早奈英著 180 元
94. 健康棒體操 劉名揚編譯 180 元
95. 催眠健康法 蕭京凌編著 180 元
96. 鬱金（美王）治百病 水野修一著 180 元
97. 醫藥與生活 鄭炳全著 200 元

・實用女性學講座・大展編號 19

1. 解讀女性內心世界 島田一男著 150 元
2. 塑造成熟的女性 島田一男著 150 元
3. 女性整體裝扮學 黃靜香編著 180 元
4. 女性應對禮儀 黃靜香編著 180 元
5. 女性婚前必修 小野十傳著 200 元
6. 徹底瞭解女人 田口二州著 180 元
7. 拆穿女性謊言 88 招 島田一男著 200 元
8. 解讀女人心 島田一男著 200 元
9. 俘獲女性絕招 志賀貢著 200 元
10. 愛情的壓力解套 中村理英子著 200 元
11. 妳是人見人愛的女孩 廖松濤編著 200 元

・校 園 系 列・大展編號 20

1. 讀書集中術 多湖輝著 180 元
2. 應考的訣竅 多湖輝著 150 元
3. 輕鬆讀書贏得聯考 多湖輝著 180 元
4. 讀書記憶秘訣 多湖輝著 180 元
5. 視力恢復！超速讀術 江錦雲譯 180 元
6. 讀書 36 計 黃柏松編著 180 元
7. 驚人的速讀術 鐘文訓編著 170 元
8. 學生課業輔導良方 多湖輝著 180 元
9. 超速讀超記憶法 廖松濤編著 180 元
10. 速算解題技巧 宋釗宜編著 200 元

11. 看圖學英文　陳炳崑編著　200 元
12. 讓孩子最喜歡數學　沈永嘉譯　180 元
13. 催眠記憶術　林碧清譯　180 元
14. 催眠速讀術　林碧清譯　180 元
15. 數學式思考學習法　劉淑錦譯　200 元
16. 考試憑要領　劉孝暉著　180 元
17. 事半功倍讀書法　王毅希著　200 元
18. 超金榜題名術　陳蒼杰譯　200 元
19. 靈活記憶術　林耀慶編著　180 元
20. 數學增強要領　江修楨編著　180 元
21. 使頭腦靈活的數學　逢澤明著　200 元
22. 難解數學破題　宋釗宜著　200 元

・實用心理學講座・大展編號 21

1. 拆穿欺騙伎倆　多湖輝著　140 元
2. 創造好構想　多湖輝著　140 元
3. 面對面心理術　多湖輝著　160 元
4. 偽裝心理術　多湖輝著　140 元
5. 透視人性弱點　多湖輝著　180 元
6. 自我表現術　多湖輝著　180 元
7. 不可思議的人性心理　多湖輝著　180 元
8. 催眠術入門　多湖輝著　150 元
9. 責罵部屬的藝術　多湖輝著　150 元
10. 精神力　多湖輝著　150 元
11. 厚黑說服術　多湖輝著　150 元
12. 集中力　多湖輝著　150 元
13. 構想力　多湖輝著　150 元
14. 深層心理術　多湖輝著　160 元
15. 深層語言術　多湖輝著　160 元
16. 深層說服術　多湖輝著　180 元
17. 掌握潛在心理　多湖輝著　160 元
18. 洞悉心理陷阱　多湖輝著　180 元
19. 解讀金錢心理　多湖輝著　180 元
20. 拆穿語言圈套　多湖輝著　180 元
21. 語言的內心玄機　多湖輝著　180 元
22. 積極力　多湖輝著　180 元

・超現實心靈講座・大展編號 22

1. 超意識覺醒法　詹蔚芬編譯　130 元
2. 護摩秘法與人生　劉名揚編譯　130 元
3. 秘法！超級仙術入門　陸明譯　150 元
4. 給地球人的訊息　柯素娥編著　150 元

5. 密教的神通力　劉名揚編著　130元
6. 神秘奇妙的世界　平川陽一著　200元
7. 地球文明的超革命　吳秋嬌譯　200元
8. 力量石的秘密　吳秋嬌譯　180元
9. 超能力的靈異世界　馬小莉譯　200元
10. 逃離地球毀滅的命運　吳秋嬌譯　200元
11. 宇宙與地球終結之謎　南山宏著　200元
12. 驚世奇功揭秘　傅起鳳著　200元
13. 啟發身心潛力心象訓練法　栗田昌裕著　180元
14. 仙道術遁甲法　高藤聰一郎著　220元
15. 神通力的秘密　中岡俊哉著　180元
16. 仙人成仙術　高藤聰一郎著　200元
17. 仙道符咒氣功法　高藤聰一郎著　220元
18. 仙道風水術尋龍法　高藤聰一郎著　200元
19. 仙道奇蹟超幻像　高藤聰一郎著　200元
20. 仙道鍊金術房中法　高藤聰一郎著　200元
21. 奇蹟超醫療治癒難病　深野一幸著　220元
22. 揭開月球的神秘力量　超科學研究會　180元
23. 西藏密教奧義　高藤聰一郎著　250元
24. 改變你的夢術入門　高藤聰一郎著　250元
25. 21世紀拯救地球超技術　深野一幸著　250元

・養 生 保 健・大展編號 23

1. 醫療養生氣功　黃孝寬著　250元
2. 中國氣功圖譜　余功保著　250元
3. 少林醫療氣功精粹　井玉蘭著　250元
4. 龍形實用氣功　吳大才等著　220元
5. 魚戲增視強身氣功　宮　嬰著　220元
6. 嚴新氣功　前新培金著　250元
7. 道家玄牝氣功　張　章著　200元
8. 仙家秘傳袪病功　李遠國著　160元
9. 少林十大健身功　秦慶豐著　180元
10. 中國自控氣功　張明武著　250元
11. 醫療防癌氣功　黃孝寬著　250元
12. 醫療強身氣功　黃孝寬著　250元
13. 醫療點穴氣功　黃孝寬著　250元
14. 中國八卦如意功　趙維漢著　180元
15. 正宗馬禮堂養氣功　馬禮堂著　420元
16. 秘傳道家筋經內丹功　王慶餘著　300元
17. 三元開慧功　辛桂林著　250元
18. 防癌治癌新氣功　郭　林著　180元
19. 禪定與佛家氣功修煉　劉天君著　200元
20. 顛倒之術　梅自強著　360元

21. 簡明氣功辭典　吳家駿編　360 元
22. 八卦三合功　張全亮著　230 元
23. 朱砂掌健身養生功　楊永著　250 元
24. 抗老功　陳九鶴著　230 元
25. 意氣按穴排濁自療法　黃啟運編著　250 元
26. 陳式太極拳養生功　陳正雷著　200 元
27. 健身祛病小功法　王培生著　200 元
28. 張式太極混元功　張春銘著　250 元
29. 中國璇密功　羅琴編著　250 元
30. 中國少林禪密功　齊飛龍著　200 元
31. 郭林新氣功　郭林新氣功研究所　400 元
32. 太極 八卦之源與健身養生　鄭志鴻等著　280 元

・社會人智囊・大展編號 24

1. 糾紛談判術　清水增三著　160 元
2. 創造關鍵術　淺野八郎著　150 元
3. 觀人術　淺野八郎著　200 元
4. 應急詭辯術　廖英迪編著　160 元
5. 天才家學習術　木原武一著　160 元
6. 貓型狗式鑑人術　淺野八郎著　180 元
7. 逆轉運掌握術　淺野八郎著　180 元
8. 人際圓融術　澀谷昌三著　160 元
9. 解讀人心術　淺野八郎著　180 元
10. 與上司水乳交融術　秋元隆司著　180 元
11. 男女心態定律　小田晉著　180 元
12. 幽默說話術　林振輝編著　200 元
13. 人能信賴幾分　淺野八郎著　180 元
14. 我一定能成功　李玉瓊譯　180 元
15. 獻給青年的嘉言　陳蒼杰譯　180 元
16. 知人、知面、知其心　林振輝編著　180 元
17. 塑造堅強的個性　坂上肇著　180 元
18. 為自己而活　佐藤綾子著　180 元
19. 未來十年與愉快生活有約　船井幸雄著　180 元
20. 超級銷售話術　杜秀卿譯　180 元
21. 感性培育術　黃靜香編著　180 元
22. 公司新鮮人的禮儀規範　蔡媛惠譯　180 元
23. 傑出職員鍛鍊術　佐佐木正著　180 元
24. 面談獲勝戰略　李芳黛譯　180 元
25. 金玉良言撼人心　森純大著　180 元
26. 男女幽默趣典　劉華亭編著　180 元
27. 機智說話術　劉華亭編著　180 元
28. 心理諮商室　柯素娥譯　180 元
29. 如何在公司崢嶸頭角　佐佐木正著　180 元

30. 機智應對術　李玉瓊編著　200 元
31. 克服低潮良方　阪野雄二著　180 元
32. 智慧型說話技巧　沈永嘉編著　180 元
33. 記憶力、集中力增進術　廖松濤編著　180 元
34. 女職員培育術　林慶旺編著　180 元
35. 自我介紹與社交禮儀　柯素娥編著　180 元
36. 積極生活創幸福　田中真澄著　180 元
37. 妙點子超構想　多湖輝著　180 元
38. 說 NO 的技巧　廖玉山編著　180 元
39. 一流說服力　李玉瓊編著　180 元
40. 般若心經成功哲學　陳鴻蘭編著　180 元
41. 訪問推銷術　黃靜香編著　180 元
42. 男性成功秘訣　陳蒼杰編著　180 元
43. 笑容、人際智商　宮川澄子著　180 元
44. 多湖輝的構想工作室　多湖輝著　200 元
45. 名人名語啟示錄　喬家楓著　180 元
46. 口才必勝術　黃柏松編著　220 元
47. 能言善道的說話秘訣　章智冠編著　180 元
48. 改變人心成為贏家　多湖輝著　200 元
49. 說服的ＩＱ　沈永嘉譯　200 元
50. 提升腦力超速讀術　齊藤英治著　200 元
51. 操控對手百戰百勝　多湖輝著　200 元
52. 面試成功戰略　柯素娥編著　200 元
53. 摸透男人心　劉華亭編著　180 元
54. 撼動人心優勢口才　龔伯牧編著　180 元
55. 如何使對方說 yes　程　羲編著　200 元
56. 小道理・美好生活　林政峰編著　180 元
57. 拿破崙智慧箴言　柯素娥編著　200 元
58. 解開第六感之謎　匠英一編著　200 元
59. 讀心術入門　王嘉成編著　180 元
60. 這趟人生怎麼走　李亦盛編著　200 元
61. 這趟人生無限好　李亦盛編著　200 元

・精　選　系　列・大展編號 25

1. 毛澤東與鄧小平　渡邊利夫等著　280 元
2. 中國大崩裂　江戶介雄著　180 元
3. 台灣・亞洲奇蹟　上村幸治著　220 元
4. 7-ELEVEN 高盈收策略　國友隆一著　180 元
5. 台灣獨立（新・中國日本戰爭一）　森詠著　200 元
6. 迷失中國的末路　江戶雄介著　220 元
7. 2000 年 5 月全世界毀滅　紫藤甲子男著　180 元
8. 失去鄧小平的中國　小島朋之著　220 元
9. 世界史爭議性異人傳　桐生操著　200 元

10. 淨化心靈享人生　松濤弘道著　220 元
11. 人生心情診斷　賴藤和寬著　220 元
12. 中美大決戰　檜山良昭著　220 元
13. 黃昏帝國美國　莊雯琳譯　220 元
14. 兩岸衝突（新・中國日本戰爭二）　森詠著　220 元
15. 封鎖台灣（新・中國日本戰爭三）　森詠著　220 元
16. 中國分裂（新・中國日本戰爭四）　森詠著　220 元
17. 由女變男的我　虎井正衛著　200 元
18. 佛學的安心立命　松濤弘道著　220 元
19. 世界喪禮大觀　松濤弘道著　280 元
20. 中國內戰（新・中國日本戰爭五）　森詠著　220 元
21. 台灣內亂（新・中國日本戰爭六）　森詠著　220 元
22. 琉球戰爭①（新・中國日本戰爭七）　森詠著　220 元
23. 琉球戰爭②（新・中國日本戰爭八）　森詠著　220 元
24. 台海戰爭（新・中國日本戰爭九）　森詠著　220 元
25. 美中開戰（新・中國日本戰爭十）　森詠著　220 元
26. 東海戰爭①（新・中國日本戰爭十一）森詠著　220 元
27. 東海戰爭②（新・中國日本戰爭十二）森詠著　220 元

・運　動　遊　戲・大展編號 26

1. 雙人運動　李玉瓊譯　160 元
2. 愉快的跳繩運動　廖玉山譯　180 元
3. 運動會項目精選　王佑京譯　150 元
4. 肋木運動　廖玉山譯　150 元
5. 測力運動　王佑宗譯　150 元
6. 游泳入門　唐桂萍編著　200 元
7. 帆板衝浪　王勝利譯　300 元
8. 蛙泳七日通　溫仲華編著　180 元
20. 乒乓球發球與接發球　張良西著　200 元
21. 乒乓球雙打　李浩松著　180 元
22. 乒乓球削球　王蒲主編　220 元
23. 乒乓球打法與戰術　岳海鵬編著　220 元
24. 乒乓球步法的技巧　張博著

・休　閒　娛　樂・大展編號 27

1. 海水魚飼養法　田中智浩著　300 元
2. 金魚飼養法　曾雪玫譯　250 元
3. 熱門海水魚　毛利匡明著　480 元
4. 愛犬的教養與訓練　池田好雄著　250 元
5. 狗教養與疾病　杉浦哲著　220 元
6. 小動物養育技巧　三上昇著　300 元
7. 水草選擇、培育、消遣　安齊裕司著　300 元

8.	四季釣魚法	釣朋會著	200 元
9.	簡易釣魚入門	張果馨譯	200 元
10.	防波堤釣入門	張果馨譯	220 元
11.	透析愛犬習性	沈永嘉譯	200 元
20.	園藝植物管理	船越亮二著	220 元
21.	實用家庭菜園ＤＩＹ	孔翔儀著	200 元
30.	汽車急救ＤＩＹ	陳瑞雄編著	200 元
31.	巴士旅行遊戲	陳羲編著	180 元
32.	測驗你的ＩＱ	蕭京凌編著	180 元
33.	益智數字遊戲	廖玉山編著	180 元
40.	撲克牌遊戲與贏牌秘訣	林振輝編著	180 元
41.	撲克牌魔術、算命、遊戲	林振輝編著	180 元
42.	撲克占卜入門	王家成編著	180 元
50.	兩性幽默	幽默選集編輯組	180 元
51.	異色幽默	幽默選集編輯組	180 元
52.	幽默魔法鏡	玄虛叟編著	180 元
53.	幽默樂透站	玄虛叟編著	180 元
70.	亞洲真實恐怖事件	楊鴻儒譯	200 元

・銀髮族智慧學・大展編號 28

1.	銀髮六十樂逍遙	多湖輝著	170 元
2.	人生六十反年輕	多湖輝著	170 元
3.	六十歲的決斷	多湖輝著	170 元
4.	銀髮族健身指南	孫瑞台編著	250 元
5.	退休後的夫妻健康生活	施聖茹譯	200 元

・飲　食　保　健・大展編號 29

1.	自己製作健康茶	大海淳著	220 元
2.	好吃、具藥效茶料理	德永睦子著	220 元
3.	改善慢性病健康藥草茶	吳秋嬌譯	200 元
4.	藥酒與健康果菜汁	成玉編著	250 元
5.	家庭保健養生湯	馬汴梁編著	220 元
6.	降低膽固醇的飲食	早川和志著	200 元
7.	女性癌症的飲食	女子營養大學	280 元
8.	痛風者的飲食	女子營養大學	280 元
9.	貧血者的飲食	女子營養大學	280 元
10.	高脂血症者的飲食	女子營養大學	280 元
11.	男性癌症的飲食	女子營養大學	280 元
12.	過敏者的飲食	女子營養大學	280 元
13.	心臟病的飲食	女子營養大學	280 元
14.	滋陰壯陽的飲食	王增著	220 元
15.	胃、十二指腸潰瘍的飲食	勝健一等著	280 元

16. 肥胖者的飲食	雨宮禎子等著	280 元
17. 癌症有效的飲食	河內卓等著	300 元
18. 糖尿病有效的飲食	山田信博等著	300 元
19. 骨質疏鬆症有效的飲食	板橋明等著	300 元
20. 高血壓有效的飲食	大內尉義著	300 元
21. 肝病有效的飲食	田中武　等著	300 元

・家庭醫學保健・大展編號 30

1. 女性醫學大全	雨森良彥著	380 元
2. 初為人父育兒寶典	小瀧周曹著	220 元
3. 性活力強健法	相建華著	220 元
4. 30 歲以上的懷孕與生產	李芳黛編著	220 元
5. 舒適的女性更年期	野末悅子著	200 元
6. 夫妻前戲的技巧	笠井寬司著	200 元
7. 病理足穴按摩	金慧明著	220 元
8. 爸爸的更年期	河野孝旺著	200 元
9. 橡皮帶健康法	山田晶著	180 元
10. 三十三天健美減肥	相建華等著	180 元
11. 男性健美入門	孫玉祿編著	180 元
12. 強化肝臟秘訣	主婦之友社編	200 元
13. 了解藥物副作用	張果馨譯	200 元
14. 女性醫學小百科	松山榮吉著	200 元
15. 左轉健康法	龜田修等著	200 元
16. 實用天然藥物	鄭炳全編著	260 元
17. 神秘無痛平衡療法	林宗駛著	180 元
18. 膝蓋健康法	張果馨譯	180 元
19. 針灸治百病	葛書翰著	250 元
20. 異位性皮膚炎治癒法	吳秋嬌譯	220 元
21. 禿髮白髮預防與治療	陳炳崑編著	180 元
22. 埃及皇宮菜健康法	飯森薰著	200 元
23. 肝臟病安心治療	上野幸久著	220 元
24. 耳穴治百病	陳抗美等著	250 元
25. 高效果指壓法	五十嵐康彥著	200 元
26. 瘦水、胖水	鈴木園子著	200 元
27. 手針新療法	朱振華著	200 元
28. 香港腳預防與治療	劉小惠譯	250 元
29. 智慧飲食吃出健康	柯富陽編著	200 元
30. 牙齒保健法	廖玉山編著	200 元
31. 恢復元氣養生食	張果馨譯	200 元
32. 特效推拿按摩術	李玉田著	200 元
33. 一週一次健康法	若狹真著	200 元
34. 家常科學膳食	大塚滋著	220 元
35. 夫妻們閱讀的男性不孕	原利夫著	220 元

36. 自我瘦身美容　馬野詠子著　200 元
37. 魔法姿勢益健康　五十嵐康彥著　200 元
38. 眼病錘療法　馬栩周著　200 元
39. 預防骨質疏鬆症　藤田拓男著　200 元
40. 骨質增生效驗方　李吉茂編著　250 元
41. 蕺菜健康法　小林正夫著　200 元
42. 赧於啟齒的男性煩惱　增田豐著　220 元
43. 簡易自我健康檢查　稻葉允著　250 元
44. 實用花草健康法　友田純子著　200 元
45. 神奇的手掌療法　日比野喬著　230 元
46. 家庭式三大穴道療法　刑部忠和著　200 元
47. 子宮癌、卵巢癌　岡島弘幸著　220 元
48. 糖尿病機能性食品　劉雪卿編著　220 元
49. 奇蹟活現經脈美容法　林振輝編譯　200 元
50. Super SEX　秋好憲一著　220 元
51. 了解避孕丸　林玉佩譯　200 元
52. 有趣的遺傳學　蕭京凌編著　200 元
53. 強身健腦手指運動　羅群等著　250 元
54. 小周天健康法　莊雯琳譯　200 元
55. 中西醫結合醫療　陳蒼杰譯　200 元
56. 沐浴健康法　楊鴻儒譯　200 元
57. 節食瘦身秘訣　張芷欣編著　200 元
58. 酵素健康法　楊皓譯　200 元
59. 一天 10 分鐘健康太極拳　劉小惠譯　250 元
60. 中老年人疲勞消除法　五味雅吉著　220 元
61. 與齲齒訣別　楊鴻儒譯　220 元
62. 禪宗自然養生法　費德漢編著　200 元
63. 女性切身醫學　編輯群編　200 元
64. 乳癌發現與治療　黃靜香編著　200 元
65. 做媽媽之前的孕婦日記　林慈姮編著　180 元
66. 從誕生到一歲的嬰兒日記　林慈姮編著　180 元
67. 6 個月輕鬆增高　江秀珍譯　200 元
68. 一輩子年輕開心　編輯群編　200 元
69. 怎可盲目減肥　編輯群編　200 元
70. 『腳』萬病之源　阿部幼子著　200 元
71. 睡眠健康養生法　編輯群編著　200 元
72. 水中漫步健康法　野村武男著　220 元
73. 孩子運動傷害預防與治療　松井達也著　200 元
74. 病從血液起　溝口秀昭著　200 元
75. 男性元氣ＩＱ　編輯群編著　200 元

・快樂健美站・大展編號 302

1. 柔力健身球　（精）　姜桂萍 主編　280 元

・超經營新智慧・大展編號 31

1.	躍動的國家越南	林雅倩譯	250 元
2.	甦醒的小龍菲律賓	林雅倩譯	220 元
3.	中國的危機與商機	中江要介著	250 元
4.	在印度的成功智慧	山內利男著	220 元
5.	7-ELEVEN 大革命	村上豐道著	200 元
6.	業務員成功秘方	呂育清編著	200 元
7.	在亞洲成功的智慧	鈴木讓二著	220 元
8.	圖解活用經營管理	山際有文著	220 元
9.	速效行銷學	江尻弘著	220 元
10.	猶太成功商法	周蓮芬編著	200 元
11.	工廠管理新手法	黃柏松編著	220 元
12.	成功隨時掌握在凡人手上	竹村健一著	220 元
13.	服務・所以成功	中谷彰宏著	200 元
14.	輕鬆賺錢高手	增田俊男著	220 元

・理財、投資・大展編號 312

1.	突破股市瓶頸	黃國洲著（特價）	199 元
2.	投資眾生相	黃國洲著	220 元
3.	籌碼決定論	黃國洲著	

・成功秘笈・大展編號 313

1.	企業不良幹部群相（精）	黃琪輝著	230 元
2.	企業人才培育智典（精）	鄭嘉軒著	230 元

・親子系列・大展編號 32

1.	如何使孩子出人頭地	多湖輝著	200 元
2.	心靈啟蒙教育	多湖輝著	280 元
3.	如何使孩子數學滿分	林明嬋編著	180 元
4.	終身受用的學習秘訣	李芳黛譯	200 元
5.	數學疑問破解	陳蒼杰譯	200 元

・雅致系列・大展編號 33

1.	健康食譜春冬篇	丸元淑生著	200 元
2.	健康食譜夏秋篇	丸元淑生著	200 元
3.	純正家庭料理	陳建民等著	200 元
4.	家庭四川料理	陳建民著	200 元
5.	醫食同源健康美食	郭長聚著	200 元
6.	家族健康食譜	東畑朝子著	200 元

・美術系列・大展編號 34

1. 可愛插畫集　鉛筆等著　220 元
2. 人物插畫集　鉛筆等著　180 元

・勞作系列・大展編號 35

1. 活動玩具ＤＩＹ　李芳黛譯　230 元
2. 組合玩具ＤＩＹ　李芳黛譯　230 元
3. 花草遊戲ＤＩＹ　張果馨譯　250 元

・元氣系列・大展編號 36

1. 神奇大麥嫩葉「綠效末」　山田耕路著　200 元
2. 高麗菜發酵精的功效　大澤俊彥著　200 元
3. 綠茶治病寶典　桑野和民著　170 元
4. 靈芝治百病　陳瑞東　著　180 元

・健康加油站・大展編號 361

1. 糖尿病預防與治療　藤山順豐著　180 元

・女性醫學・大展編號 362

1. 女性的更年期　野末悅子著　180 元

・心靈雅集・大展編號 00

1. 禪言佛語看人生　松濤弘道著　180 元
2. 禪密教的奧秘　葉逯謙譯　120 元
3. 觀音大法力　田口日勝著　120 元
4. 觀音法力的大功德　田口日勝著　120 元
5. 達摩禪 106 智慧　劉華亭編譯　220 元
6. 有趣的佛教研究　葉逯謙編譯　170 元
7. 夢的開運法　蕭京凌譯　180 元
8. 禪學智慧　柯素娥編譯　130 元
9. 女性佛教入門　許俐萍譯　110 元
10. 佛像小百科　心靈雅集編譯組　130 元
11. 佛教小百科趣談　心靈雅集編譯組　120 元
12. 佛教小百科漫談　心靈雅集編譯組　150 元
13. 佛教知識小百科　心靈雅集編譯組　150 元
14. 佛學名言智慧　松濤弘道著　220 元
15. 釋迦名言智慧　松濤弘道著　220 元

16. 活人禪	平田精耕著	120 元
17. 坐禪入門	柯素娥編譯	150 元
18. 現代禪悟	柯素娥編譯	130 元
19. 道元禪師語錄	心靈雅集編譯組	130 元
20. 佛學經典指南	心靈雅集編譯組	130 元
21. 何謂「生」阿含經	心靈雅集編譯組	150 元
22. 一切皆空　般若心經	心靈雅集編譯組	180 元
23. 超越迷惘　法句經	心靈雅集編譯組	130 元
24. 開拓宇宙觀　華嚴經	心靈雅集編譯組	180 元
25. 真實之道　法華經	心靈雅集編譯組	180 元
26. 自由自在　涅槃經	心靈雅集編譯組	180 元
27. 沈默的教示　維摩經	心靈雅集編譯組	150 元
28. 開通心眼　佛語佛戒	心靈雅集編譯組	130 元
29. 揭秘寶庫　密教經典	心靈雅集編譯組	180 元
30. 坐禪與養生	廖松濤譯	110 元
31. 釋尊十戒	柯素娥編譯	120 元
32. 佛法與神通	劉欣如編著	120 元
33. 悟（正法眼藏的世界）	柯素娥編譯	120 元
34. 只管打坐	劉欣如編著	120 元
35. 喬答摩・佛陀傳	劉欣如編著	120 元
36. 唐玄奘留學記	劉欣如編著	120 元
37. 佛教的人生觀	劉欣如編譯	110 元
38. 無門關(上卷)	心靈雅集編譯組	150 元
39. 無門關(下卷)	心靈雅集編譯組	150 元
40. 業的思想	劉欣如編著	130 元
41. 佛法難學嗎	劉欣如著	140 元
42. 佛法實用嗎	劉欣如著	140 元
43. 佛法殊勝嗎	劉欣如著	140 元
44. 因果報應法則	李常傳編	180 元
45. 佛教醫學的奧秘	劉欣如編著	150 元
46. 紅塵絕唱	海　若著	130 元
47. 佛教生活風情	洪丕謨、姜玉珍著	220 元
48. 行住坐臥有佛法	劉欣如著	160 元
49. 起心動念是佛法	劉欣如著	160 元
50. 四字禪語	曹洞宗青年會	200 元
51. 妙法蓮華經	劉欣如編著	160 元
52. 根本佛教與大乘佛教	葉作森編	180 元
53. 大乘佛經	定方晟著	180 元
54. 須彌山與極樂世界	定方晟著	180 元
55. 阿闍世的悟道	定方晟著	180 元
56. 金剛經的生活智慧	劉欣如著	180 元
57. 佛教與儒教	劉欣如編譯	180 元
58. 佛教史入門	劉欣如編譯	180 元
59. 印度佛教思想史	劉欣如編譯	200 元

國家圖書館出版品預行編目資料

糖尿病機能性食品 / 劉雪卿 編著.
—初版—臺北市：大展，1999【民 88】
面；21 公分 —（家庭醫學保健；48）
ISBN 957-557-886-4（平裝）
1. 糖尿病 2. 食物治療

415.85 87014225

糖尿病機能性食品

ISBN 957-557-886-4

編 著 者 / 劉 雪 卿
發 行 人 / 蔡 森 明
出 版 者 / 大展出版社有限公司
社 址 / 台北市北投區（石牌）致遠一路 2 段 12 巷 1 號
電 話 /（02）28236031・28236033・28233123
傳 真 /（02）28272069
郵政劃撥 / 01669551
E－mail / dah_jaan@pchome.com.tw
登 記 證 / 局版臺業字第 2171 號
承 印 者 / 國順圖書印刷公司
裝 訂 / 協億印製廠股份有限公司
排 版 者 / 千兵企業有限公司
初版 1 刷 / 1999 年（民 88 年）1 月
初版 2 刷 / 2003 年（民 92 年）2 月

定價 / 220 元

一億人閱讀的暢銷書！

4 ～ 26 集　定價300元　特價230元

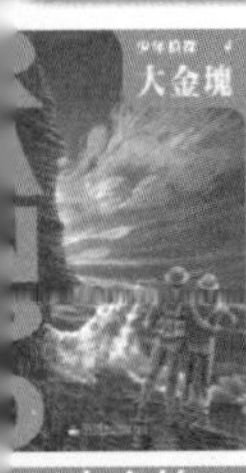
4.大金塊

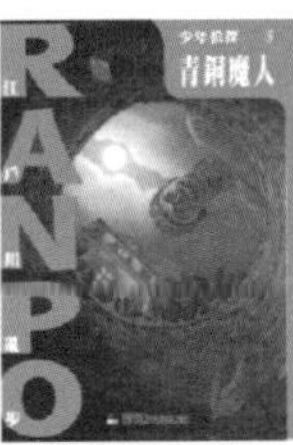
5.青銅魔人

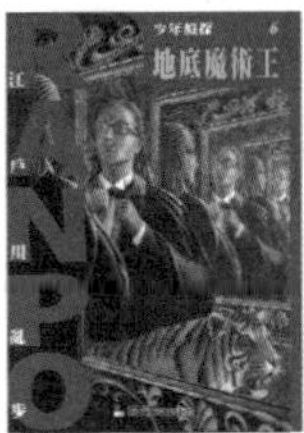
6.地底魔術王

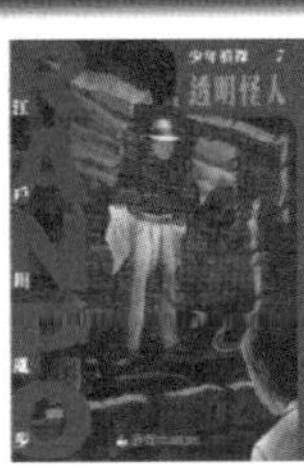
7.透明怪人

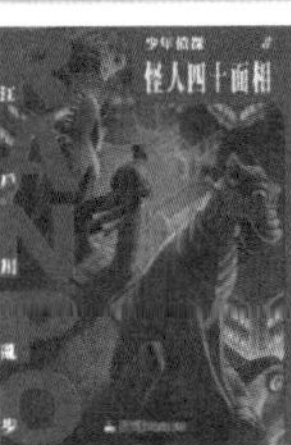
8.怪人四十面相

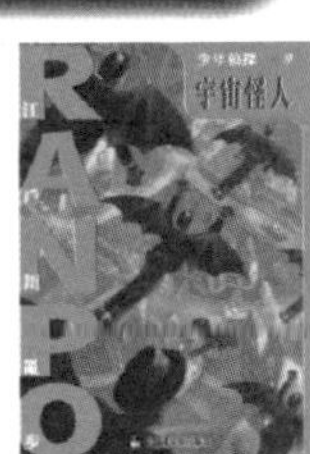
9.宇宙怪人

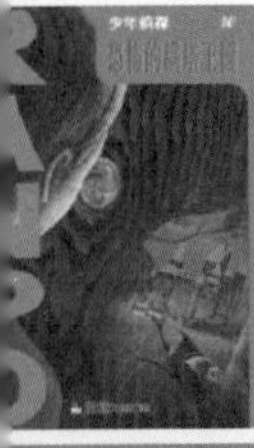
.恐怖的鐵塔王國

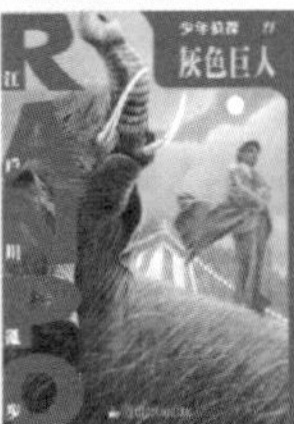
11.灰色巨人

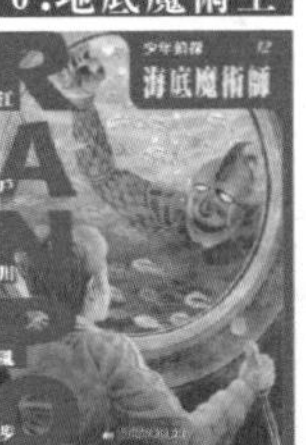
12.海底魔術師

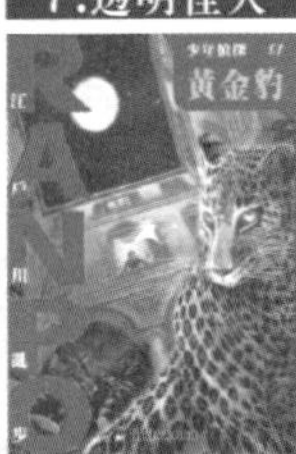
13.黃金豹

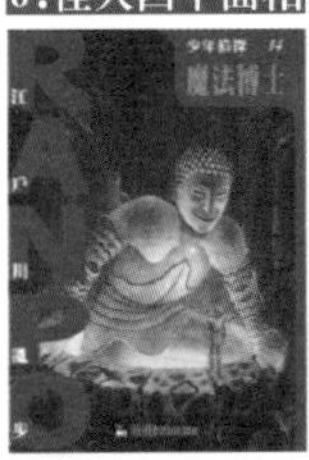
14.魔法博士

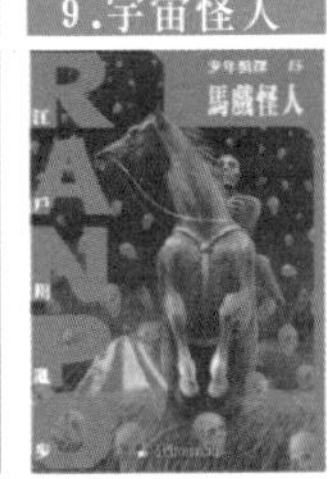
15.馬戲怪人

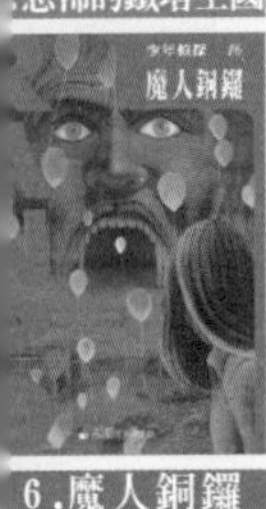
6.魔人銅鑼

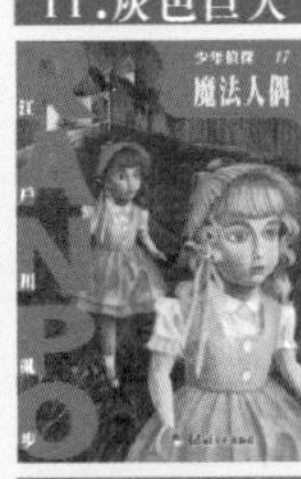
17.魔法人偶

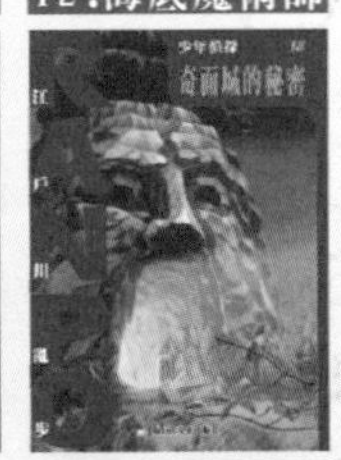
18.奇面城的秘密

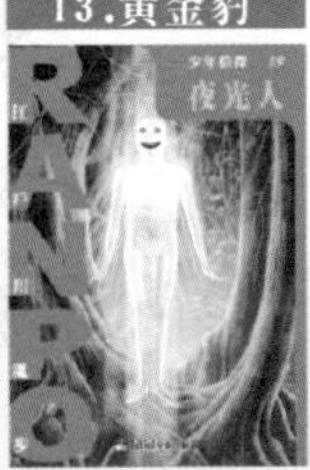
19.夜光人

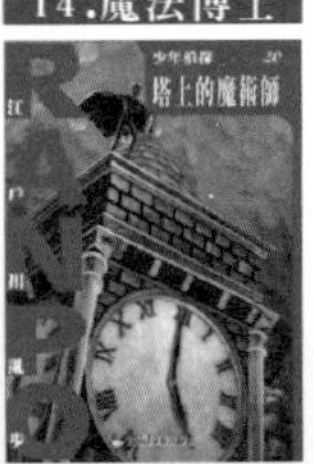
20.塔上的魔術師

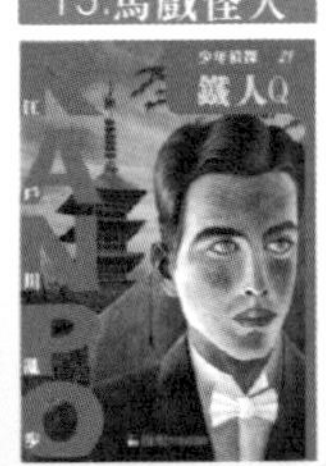
21.鐵人Q

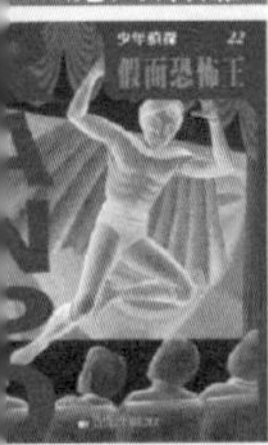
2.假面恐怖王

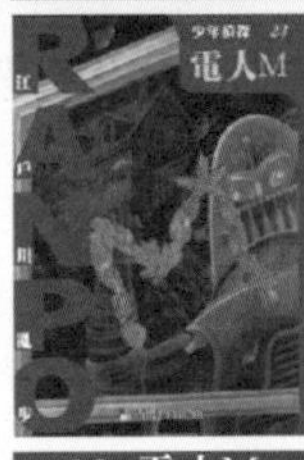
23.電人M

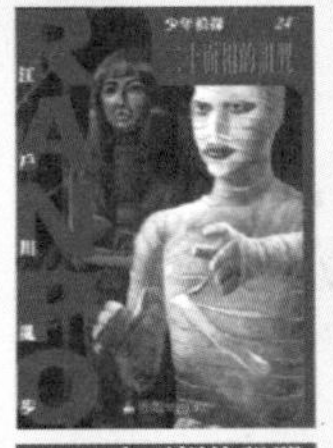
24.二十面相的詛咒

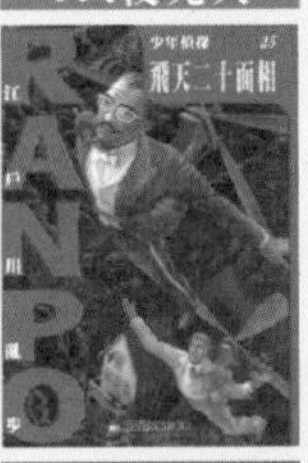
25.飛天二十面相

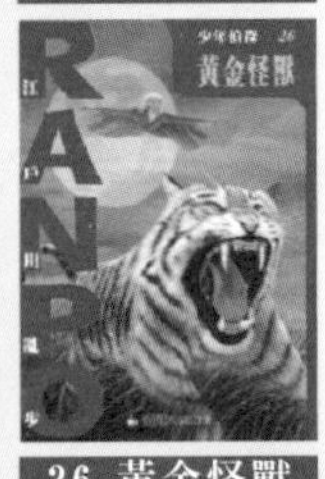
26.黃金怪獸

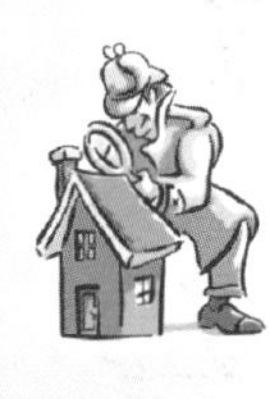

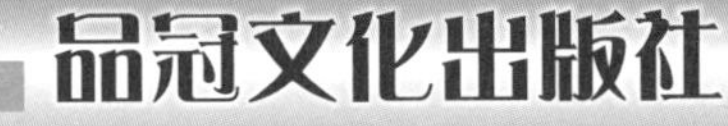

地址：臺北市北投區
致遠一路二段十二巷一號
電話：〈02〉28233123
郵政劃撥：19346241

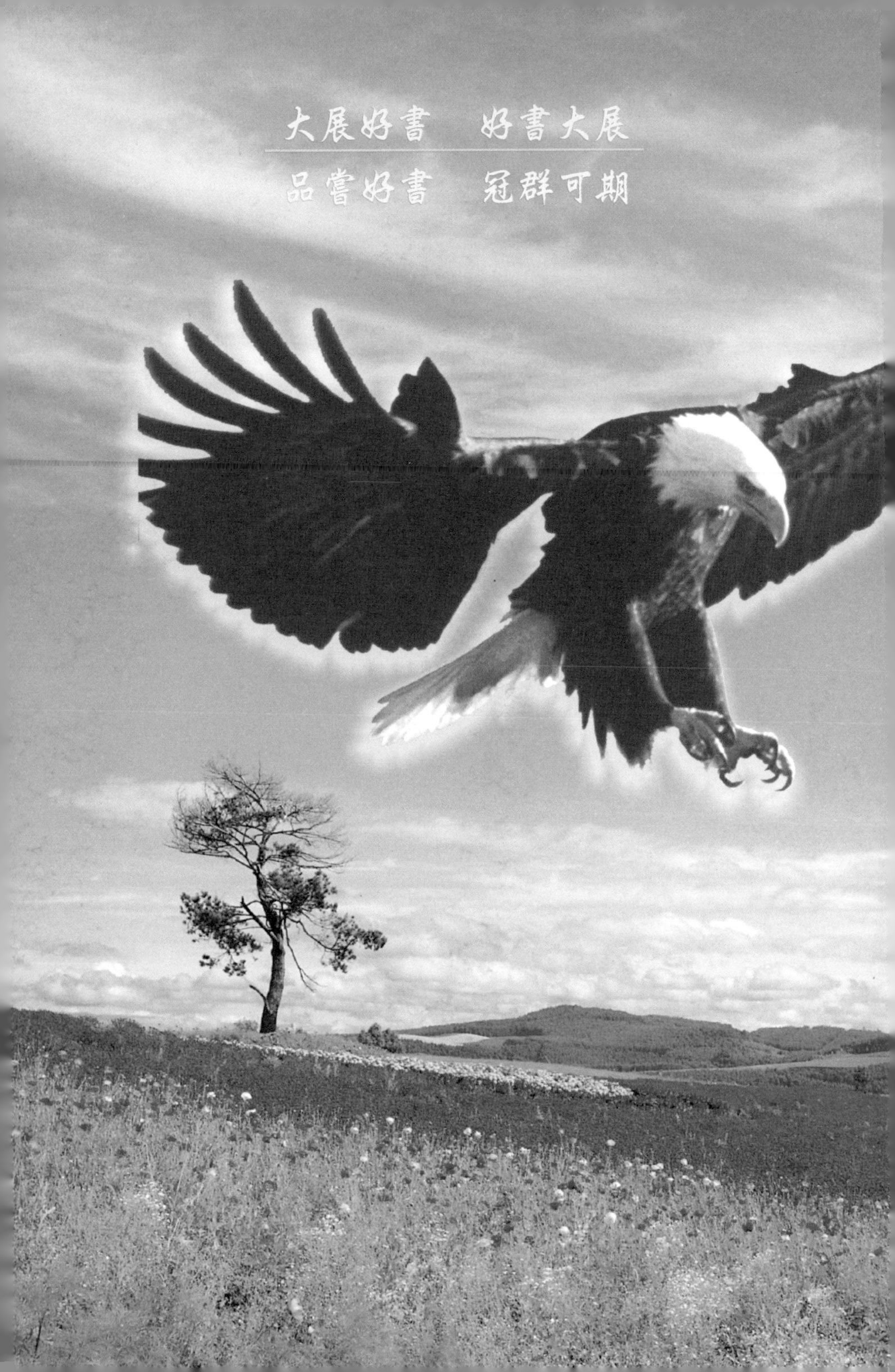

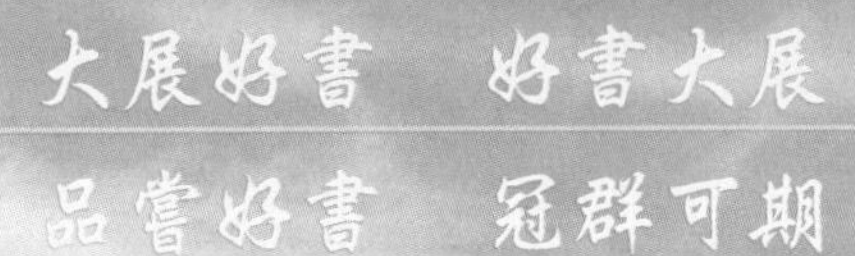
大展好書　好書大展
品嘗好書　冠群可期